内省の構造

内省の構造

——精神病理学的考察——

長井真理著

木村敏編

岩波書店

目　次

Ⅰ　中年および退行期女性の「村八分」妄想
　　についての人間学的・役割理論的考察……1
Ⅱ　「つつぬけ体験」について……19
Ⅲ　物の「すりかわり」体験について……47
Ⅳ　内省の構造——病的な「内省過剰」について……71
Ⅴ　村八分論……95
Ⅵ　境界例における他者の病理……117
Ⅶ　分裂病者におけるアンダースザインの意識について……137

Ⅷ 「悲劇」の生成としての境界例……157
Ⅸ 分裂病者の自己意識における「分裂病性」……185
補論Ⅰ 精神病理学に明日はあるか
——八〇年代の日本とドイツ……199
補論Ⅱ 分裂病者における具象化傾向について……215
長井真理——その人と仕事……編者 木村 敏……233

I　中年および退行期女性の「村八分」妄想についての人間学的・役割理論的考察

一　はじめに

被害妄想は妄想のうちでも最もありふれたものの一つで、それ自体何ら疾患特異性を有していないことはいうまでもない。ただ、中年期から退行期にかけて発病した妄想性精神病で、被害妄想が単一妄想として出現した症例にしぼってみると、被害妄想は「共同体からの疎外」という形で体験される点で共通していたし、病像や病前性格、病前状況などもすべて酷似していたため、一つにまとめることができるように思われた。病像のみに関して言えば、いずれも妄想のほかに多少なりとも躁うつ病像を伴うことから、これらはいわゆる「混合精神病」(21)に属している。ただ疾病論を論じるとなると単に症状論的立場からだけでは十分ではなく、病者の人格の基礎構造にまで立ち入る必要がでてくるであろう。人格の基礎構造は、それが表面に現われた行動や態度を基礎づけているものである以上、どんなささいなふるまいからも窺い知ることは可能であろうが、もし日常の行動や構えがある程度一定しているものなら、つまり一般に性格と呼ばれるものが形成されているなら、それを通して把握するのが妥当なやり方であると思われる。通常、年齢を経るにつれて人はその人なりの一定の性格を身につけるようになる。その点、われわれの症例はいずれもかなり輪郭のはっきりした病前性格を有している。従って、本論では病前性格をまず問題にしたが、その際とりわけ対人関係面に現われた性格特性に着目した。というのもこれらの症例では、病前状況や妄想において特に他者との関わり方が中心的な問題となっているからである。ここではこの病前の対人関係特性とそこから生じる特有の病前状況を主として躁うつ病者のそれと対比させながら、病者の基礎構造を明らかにしたい。疾病論として十分なものにするためには、さらに分裂病者やてんかん者などとの比較検討も必要であろうが、それは別の機会に譲りたい。

対象とした症例は、昭和五一年四月から昭和五四年一二月までに名古屋市立大学精神科および八事病院を受診した女性患者で、三〇歳から六〇歳までに発病した妄想性精神病のうち、被害妄想が単一妄想として出現した七症例である。

二　文献の概観

中年期から退行期にかけて発病する妄想性精神病を扱った研究を、主として病前性格と病前状況に焦点をあてて概観してみると、まずクライスト[11]（一九一三）の「退行期パラノイア」Involutionsparanoia 論をあげることができる。これは退行期に発病する慢性妄想病のうち人格崩壊のみられない一群であって、クライストはこれを退行期特有の一独立疾患であるとし、その病因として特徴的な病前性格と退行期の内分泌変化に基づく情動変化を重視した。hypoparanoische Konstitution とよばれるこの病前性格は「猜疑心が強い」という負の特徴をもつ反面、勤勉・献身的・良心的といった社会的に高く評価される側面ももっている。

中年期に発病する病型に関しては、フリートマン[3]（一九〇五）の「軽症パラノイア群」milde Paranoiaformen（三〇歳から四〇歳までの女性）、ガウプ[4]（一九一〇）の「不全型パラノイア」abortive Paranoia（二五歳から四五歳までの男性）、クレッチマー[13]（一九一八）の「老嬢の色情関係妄想」、パウライコフ[17]（一九六六）の「三〇歳台の妄想幻覚精神病」などの記載がある。どの著者も、控え目で傷つきやすい一方野心的で強情という弱力性と強力性の混在した独特の病前性格を記載しているが、これはクレッチマー[13]によって敏感性格として厳密に規定されたものに合致する。

病前の対人的孤立状況に的をしぼった研究としては、ハーゼ[6][7]（一九六三）の「一人暮らし女性にみられた妄想幻覚精神病」に関する一連の記載やヤンツァーリク[9]（一九七三）の「接触欠損パラノイート」Kontaktmangelparanoid 論がある。もっともハーゼは中年期や退行期以外の年代をも対象としており、ヤンツァーリクの場合は六〇歳以上の老人を取り扱っている。ハーゼによれば、独身や夫との生別あるいは死別といった外的運命としての孤立状況が、内的孤立として体験されるときはじめて病因的意義を有するという。ヤンツァーリクは対人的孤立状況が発病と密接な関わりをもつということ、病前性格には勝気で頑固な反面、感じ易く引っ込み思案という共通点のあることを指摘している。

本邦では杉本[18]、上田[20]らによる研究があるが、上田らは比較的軽症の妄想性精神病を初発年代別に分け、各年代特有の一般心性から発病を把えようとしている。彼女らによれば、中年期や老年期は子供の独立や近親者との死別などによってとりわけ孤独が問題となる時期で、そのことが発病の契機となりやすいという。また病前性格に関しては弱力性要因と強力性要因がさまざまな程度に混在する「広義の敏感性格」であると述べている。

以上の著者が記載した病前性格は互いにかなり類似しており、上田らのいう「広義の敏感性格」にそのほとんどが含まれる。そして特に諸外国では対象のほとんどが独身女性や寡婦であることから、病前状況としての対人的孤立状況が注目されている。

三　症　例

〔**症例S**〕
五九歳の主婦。七人同胞の下から二番目で、幼少時家族全員にかわいがられて育った。二二歳のとき富裕農家の長男と見合結婚。気むずかしい舅姑につかえ、広大な田畑を切り盛りしながら四人の子供を育てあげた。病前の対人関係のもち方は、「お喋りでいつも喋っていたい性分。喋る相手がいないと淋しくなってしまう。夫から「口から先に生まれたんじゃないか」と言われるほど。でも絶えず相手の気を悪くしないようにと気を遣っていて、そのため他人には絶対逆らえない」という一方、「筋を通さないと気が済まない」という頑固さや「これまで正直を第一に生きてきた」という自負もある。患者の娘は母のことを、「家では頑固で口やかましいが外では至って低姿勢」と述べている。夫婦間は円満だが、夫は昭和四六年に脳卒中の発作で倒れて以来、それまで「やさしくて頭の良い立派な人」だったのが「なるい人になってしまった」という。

昭和五〇年の市会議員選挙で、近所が総出で支援する現職候補者Aと夫の知り合いの候補者Bとが対立することになった。患者は内心では夫に従ってBを支持することに決めていたが、近所の人たちが皆Aの応援に行くので同じようにAの選挙事務所へ手伝いに出かけた。ところが、彼女だけは何も仕事を与えられなかったという。「夫との関係上Bの支持者だと思われているらしい」と彼女は考え、手伝いに行くのをやめてしまった。選挙後も何かにつけて近所から疎外されているような感じがし続け、しだいに「婦人会に出ても自分には何も仕事をさせてくれない。村から出ていけというような態度をとられる」という考えを抱くようになった。「まるで自分だけ村から歯抜けにされたみたいだった」という。このような状態が四年間続いた昭和五四年の四月に患者の末子が結婚したが、これで四人の子供はすべて結婚して親元を離れてしまった。同年六月歯ぎん部の出血から悪性黒色腫が発見され、患者は某病院口腔外科に入院した。入院してからはもっぱら身体のことばかり心配になり、村のことはすっかり頭から離れた。しかし同年九月病院で市議選の不在者投票を機に急速に同室者や馴染みのない面会者に対して「私と家族を八分にして村から追い出すためにきた、村の回し者だ」という被害関係妄想が出現し、多弁で易怒的になって八事病院を訪れた。初診時は多弁で情動不安を示し、軽躁ないし混合状態を呈した。外来治療により三週間で軽快した。

〔**症例K**〕

三六歳の主婦。五人同胞の上から四番目(三女)。左眼が生まれつき悪く義眼を入れているため、母親に「眼は悪くても心をきれいにしていれば報われる」と絶えず言われ続けて育った。患者と母親との間にはかなり強い情緒的な結びつきがあったようである。短大卒業後小学校教師として六年間勤務し、二六歳で見合結婚した。病前の対人関係のもち方については「潔癖で嘘がつけず、相手に対しても表裏のある人は許せない。でも人といさかいをせずうまくやっていきたいので、正面きって相手に逆らえない」という。夫は彼女のことを「全部の人とうまくやろうとして、よく「顔で笑って心で泣いて」と言っている」と述べている。夫はまじめな仕事一本の人で、家庭のことはすべて患者まかせのため、「これまで父親役と母親役の二役をひき受けてきた」という。また夫の仕事の関係で二、三年ごとに転勤があったが、夫はいつも彼女には何の相談もなく勝手に転勤先を決めていた。結婚以来そのことが常に不満の種であった。「妻として夫についてどこへでも行かねばと思う反面、子供がその犠牲になるのがつらいし、引っ越しの度に根こそぎひっくり返って足が地につかない」という。そして引っ越し先での近所づきあいがいつも大きな問題となった。生協などの公共活動が盛んでそこに加わることのできた地域では、非常にうまくいったという。

ところが昭和五〇年に四度目の引っ越しをした社宅では、主婦たちが二派に分かれて対立していて「最初から冷たい視線を感じた」という。どちらに属するとも決めかねて双方のグループとつき合っていたが、悪口ばかり聞かされて、彼女の求める「皆との和」や「楽しい集いの場」はどこにも見出さないままであった。まもなく親しい人ができたが、昭和五二年の春に引っ越してしまった。その頃一方のグループの「ボス的存在の人」に思いきって「悪口ばかり言うと自分の値打ちを下げるよ」と言ったところ、「あなただって次々と友人を変えるという噂よ」と言われた。「皆と仲良くしようとしているのにそんな見方はおかしい」と思ったが、「その言葉が胸につきささった」。以後同種の中傷を他からも耳にして、次第に「社宅の中で自分だけ孤立しているような感じ」が強まった。そして社宅の人たちのそばを通ると、「自分の悪口を言われているようだ」という関係念慮も生じた。昭和五三年の春頃から身体が不調になり、同年九月、「社宅の人たちに望遠レンズで家の中をのぞかれる。「家の中が汚ないのに外できれいごとを言って」と話している。皆が組んで私を村八分にする」という幻聴を伴う被害妄想が出現し、同年一〇月八事病院に入院。入院当初は激しい怒りの情動を示した。その後抑うつと軽躁の間を揺れ動く気分変調を示すようになり、軽躁の時期に妄想が再燃するというパターンをくり返しながら次第に軽快し、八カ月後に退院した。以後現在に至るまで再発をみない。

〔**症例Y**〕

五二歳の主婦。唯一の同胞であった兄は幼少時死亡。また二歳のとき父親が亡くなったため一家は置屋を営む母方の実家に移り住み、そこで男勝りで気丈な母親と祖父母の愛情を一身に集めて育った。幼少時から「お転婆だったけど、周りに絶えず人がいないと淋しくてたまらなかった」という。二五歳で見合結婚。子供はできなかった。病前の対人関係のもち方は「わがままだが、人とはけんかができず、自分から謝ってしまう方」である。夫は仕事熱心で外づらのいい人である。

近所づきあいはあまり多くないが、隣の人とだけは長年来「親戚同様のつきあい」をしていた。患者と同い年の裏の人とは「最初から合わない感じがして」没交渉だったが、ある時道で会ってもあいさつをしなかったことがあり、以来それを「裏の人がうらみに思っているんじゃないか」と絶えず気がかりだった。昭和四九年、隣家が二階を増築したのに続いて裏の家も二階を増築した。大工が同じだったことから隣の人と裏の人は急に親しくなり、患者は「自分だけのけ者にされたみたい。自分の家だけ平屋で肩身が狭い」と思った。昭和五〇年の秋隣家に嫁が来てから隣の人は嫁と行動を共にすることが多くなって、患者の家をあまり訪れなくなった。この頃から頭痛が始まり高血圧を指摘された。生理も不順になって昭和五一年三月に閉経。同年六月「急に家の周りが騒がしくなった。近所の人の声がする。裏の人と隣の人が拡大鏡で家の中をのぞいて「部屋が汚い」などと話し合っている」という幻聴を中心とする被害妄想が出現し名古屋市大病院に入院。三ヵ月で軽快して退院したが、昭和五二年二月特に誘因なく再び悪化し八事病院に入院。二ヵ月後退院し、以来再発をみない。

〔**症例T**〕

四五歳の主婦。五人同胞の上から二番目(次女)。父親と息子(次男)はうつ病罹患歴がある。幼少時より同胞中最も気が強く負けず嫌いだった。旧制女学校卒業後大会社に就職したが、仕事面では非常に有能だった。二二歳で職場結婚。病前の対人関係のもち方は「ばか正直で負けん気が強いけれど、相手にはすごく気を遣って相手の言う通りにしてしまう」。夫は組合運動のため出世コースをはずされてから深酒をするようになった。患者は三人の息子を大学まで出すことに生きがいを感じて必死に働いた。昭和四三年姑が倒れて寝たきりとなったが、勤めのため十分な世話ができないという後ろめたさを感じていた。当時彼女はパートで電気部品を作る工場に勤めており、三人グループのリーダー格であった。しかしちょうど姑が倒れた頃そこに加わった新しい人は、仕事も手早く実質上彼女に代ってリーダー格となった。「私だけをのけ者にして三人で仲良くしようとたくらんでいるような気がした」という。昭和四五年七月に姑が亡くなり、「気が抜けたような状態」がしばらく続いた。昭和四六年四月同居していた三男が大学に合格して親元を離れた。同年五月仲間で作った製品に不良品が出たことで、新入りの人は彼女を責めた。自分が出したのではないと思ったが逆らえず、次第に会社内に自分の悪口が広まっているような気がし始めた。同年六月「不良品を出したのによく会社へ来ていられる」という幻聴を伴う被害妄想と抑うつ気分変調のため名古屋市大病院に入院。

一ヵ月で軽快し退院。昭和四七年三月に再燃したが一ヵ月で退院。以後良好な経過をとっていたが、昭和五三年二月長男の結婚相手が自分の家より社会的地位の高いことを苦にし始め、抑うつ的になって近所からの「家を出ていけ」という被害的内容の幻聴が出現。外来治療によって幻聴はすぐおさまったが、抑うつ気分がしばらく続いた後改善した。以来現在まで再発をみない。

四　考察

1　症例の臨床的特徴

以上の四例を典型例とする七例すべてに共通する特徴をまとめると次のようになる。

（1）初発年齢は三〇歳台後半から五〇歳台（三〇歳台二例、四〇歳台三例、五〇歳台二例）にわたる。すべて家庭の主婦であるという点で、寡婦や独身女性がその対象の大部分をしめる前述の諸外国の文献とは異なっている。

（2）躁うつ気分変調を伴う。発病時五例が軽躁あるいは混合状態を呈し、二例が抑うつ状態であったが態度やふるまいに乱れはない。

（3）経過は一ヵ月から八ヵ月で一応軽快するが、周期的経過をとることが多い（二年以上の経過を追うことができた四例のすべてが再発している）。再発時は初発時に比し、症状が軽く経過も短い。再発するにつれて妄想は背後に退き抑うつ気分が前景を占めて、一見単純なうつ病であるかの如き印象を与えるに至った症例も二例みられた。

（4）病前状況として、長年にわたる夫への不満がいわば背景的状況を形づくっていると考えられるが、これについてはっきり言い表わされることは少ない。発病に直接前駆する状況は、共同体における孤立化である。症例Tや症例Sではそれに加えて、子供の独立や姑の死という、家族成員の喪失状況が発病と重要な関わりをもつ。

（5）被害妄想は「村八分にされる」という言葉が示すように、「共同体からの疎外」として体験される。迫害を及ぼす妄想的他者が病者の現実に関わる実在の人物で、問題となる共同体のメンバーに限られていることからも、妄想は「共同体における孤立化」という病前状況の尖鋭化として把えることができる。

（6）病前の対人関係のあり方はメランコリー親和型（Typus melancholicus[20]）の人と同じく、対他的配慮に基づいた他者の言動への過度の同調を示す。ただし、平素は自己主張の強さは隠されていて、そのことがしばしば葛藤を生みだす点が純粋なTypus melancholicusとは異なっている。

2 個人と社会の媒介としての役割概念

次に彼らが示す病前の対人関係様式とそこに潜む病前状況への準備性をさらに詳しく考察するために、最近A・クラウス[12]が躁うつ病者の対人行動についての研究において導入した「役割」概念を用いることにしたい。本論における躁うつ病者との比較は主に彼の記載に依っている。こうした役割の概念は、従来もっぱら社会学において発展してきた概念である。従ってまず社会学における役割概念に簡単に触れておく必要があるだろう。

社会学における「役割」（role, Rolle）の概念は――その萌芽はすでにW・ジェイムズにみることができるが――C・H・クーリーやG・H・ミードによって用いられ始めた[1]。彼らはまず役割を社会的自己（social self）として把えている。ジェイムズ[8]によれば「人は彼を認識し彼のイメージを心に浮かべる人々と同じだけの数の社会的自己を有する」という。ミード[14]はself（自己）をme（＝客体的自我）とI（＝主体的自我）とに分け、幼児が「ごっこ遊び」において身近な人たちの役割を真似ること、つまり「他者の役割を取得すること」にmeの起源をみている。すなわち、meはさまざまの役割から成る役割複合体である。またmeは、個人が所属するさまざまな共同体における「一般化された他者」(generalized others)の態度の内在化されたものであるという。一般化された他者とは個性をもった全人格的他者のことではなく、匿名的な単なる役割類型としての他者、共同体内の規範を担った他者のことであって、この意味で me はむしろそのつど個人がおかれた共同体の規範を内在化したものと考えられる。一方 I は行為する主体であって、その内に個人的な差異や独創性を含み、場合によっては me に対立することもある。ふつう I はそのつどの社会的役割としての me と完全には一致しないため、そこに「役割との距離」(role distance―ゴフマン[12])が生じることになる。

現代の社会学では、役割は類型的な社会的相互行為の単位として扱われることが多い[2][5][15]。従ってどんな役割も、それと相補的な他の一つあるいはいくつかの役割との関係においてのみ成立する。つまりある役割の遂行はそれと相補的な役割を担った他者の存在を常に前提とし、相互の「役割期待[16]」に基づいてなされる。また同じ役割類型でも、社会集団が異なれば期待される行為内容も異なってくることになる[15]。例えば育児はふつう母親が行なうものであるが、社会によっては父親の役割になっているところもある。このようにして役割は社会規範によっても規定されている。以上のことから、役割とは共同体内の規範と役割補完者としての他者によって規定される類型的な対人行動であるといえる。

3　役割の遂行様式としてとらえた病前の対人関係

症例はいずれも家庭の主婦で、家庭内では妻や母としての役割を担っている。彼女らはこれらの役割を役割補完者である夫や子供の期待通りに極めて忠実に果たす。「夫は立てなきゃいけない」、「妻として夫についてどこへでも行くべきだ」といった考え方が疑問なしに受け入れられ、「夫には何もさせず靴下まではかせる」ほどである。一方、こうした役割補完者の期待に沿った家庭内の役割の忠実な遂行は、社会的規範から逸脱しないためという意味合いももっている。「世間からみて恥ずかしくないように」、家族の者の身なりに気を配り、家の中をいつもきちんとしておくのである。その結果いわば模範的な妻や母となり、周囲の者には「女性の鑑」と映る。彼女らの夫や子供との関係はもっぱら（妻や母としての）務めを果たすことで成り立っている。

家族以外の人との対人関係でも同様のことが言える。相手の気を悪くしないようにと、「あいさつをするときでも気を遣う」。単に人とお喋りをしているときですら「他人のために尽くす」（Leisten-für-andere）[19]ことが頭から離れない。「お上手のひとつも言わなきゃと思う」。うっかり相手に不義理をしてしまった場合、すなわち相手のために尽くすことができなかった場合は「その時すぐ謝って迷惑をかけないようにする」。そうでないと「ずるずると問題をひきずっていくことになる」。

このように彼女らは家庭内でも家庭外でも、「他人のために尽くす」ことで対人関係を結ぶ。対人関係は相手からの期待に沿った行為をなすこと（leisten）で成り立っている。役割遂行は役割補完者としての他者や社会的規範からの役割期待に沿ってなされるものであるから、「他人のために尽くす」ことはまた役割行為の本質でもある。この意味で彼女らの対人関係は役割で結ばれた関係であるといえる。相手のために何もなさずに互いにただ存在するだけというあり方は彼女らには考えられない。人のもつ対人関係には、たとえ親友同士や恋人同士であれ多少なりとも役割の相互遂行という側面がある。しかし単なる職場の上司と部下の関係は、友人関係と同じではない。通常、関係の質が異なれば当然対人的なふるまい方も異なってくるから、対人行動のすべてをある一定の「性格」として類型化することには無理があるはずである。ところがわれわれの患者は、対人関係の質的差異に関わりなく常に果たすべき役割の遂行のみを心がけるため、彼女らの対人的なふるまい方も比較的画一的・類型的なものとなってくる。自分の性格に関する質問に対して、彼女らが一様に何のためらいもなく自分の対人関係のもち方を明確に語りうるという事実もこのことをよく物語っている。

対人関係をもっぱら果たすべき役割の遂行として結ぶあり方では、役割内容の明確でない関係において特に困難が生じる。彼女らは自分の遂行すべき務めが比較的はっきりしている共同体、例えば家庭内ではけっこう「頑固」でさえあるのだが、そうでない「隣近所」のような共同体では相手に背くのを怖れるあまり相手に決して逆らえず、相手の言動に過度に同調せざるを得ない。彼女らにとって他者は共同体内の規範の担い手であるから、他者に背くことは規範に背くことを意味する。従って「他者との過度の同調」は規範に背くことを極力避けるための安全策だとも考えられる。彼女らにとっては、規範に背くことが重大な危機を意味するのである。

クラウス[12]は躁うつ病者は他者からの要求や期待、社会的規範によって規定される行動期待とに無距離的に一致しようとすると述べている。そしてその場合、他者とだけではなく自己のそのつどの役割そのものとも過剰に同一化することになり、Person と Rolle との間には本来あるべき Abstand（＝役割との距離）がなくなってしまうという。われわれの患者の対人行動は、こうした「規範過剰な対人行動」、「そのつどの社会的役割との過剰同一化」という躁うつ病者のそれに極めて近い。このようなあり方にとって役割はもはや担う（tragen）べきものではなく、当の役割である（sein）ところのものと化してしまう。そのつどの役割であるという以外のあり方は不可能になるから、彼らは役割補完者としての他者なしには存在しえないことになる。「他者を通じてある」（Sein-durch-andere—クラウス[12]）という生き方しかできないのである。他者の喪失がそのまま自己の喪失につながる危険がここに内在している。ところで一方、すでに述べたように彼らは家庭内では頑固、勝気、わがままといった平素隠された自己主張の強さをみせることがしばしばある。クラウスによれば、それは他者なしに自己を確立しようとする試みということになるのだが、ここで主張される自己とは、頑固さがあくまで「筋を通す」という意味での頑固さであることからもわかるように、別の価値や規範に過剰同一化した自己であって、結局はあくまで役割的自己にほかならない。

以上、規範に忠実すぎる対人関係様式、そのつどの役割との過度の同一化、役割補完者としての「他者を通じてある」という病前のあり方について述べたが、このようなあり方にとっていかなる状況が危機的となるのであろうか。

4 役割同一性の危機としての病前状況

右に、発病の伏線となるような背景的状況として「夫への不満」をあげておいた。患者の配偶者には家庭のことはすべて妻まかせという共通の特徴が認められる。このため患者が「父親役」をも引き受けることになっても、それを当然のことと考えて妻の立場を理解しようとしない。患者の夫への不満は「引っ越しの手伝いをしてくれない」、「子供のしつけをしてくれない」というような夫役や父親役を十分果たしていないことへの不満として現われるが、決して夫の存在が全面的に否定されるまでには至らない。

次に発病に直接前駆する状況としては、共同体における孤立化の問題がある。患者Sは市議選の支持者選択に際して、夫の推す候補者か村の推す候補者かという二者択一の窮地に立たされ、結局前者を選んだために村の人たちと同じ行動をとることができなかった。患者Kは、二派に分かれて対立している共同体においてやっと獲得した友人を失った。患者Yは唯一の親しい共同体成員であった隣の人を、患者Tは職場のリーダー役という立場を奪われた。役割補完者としての特定の他者や共同体内の規範との過度の同一化によって役割同一性を維持している彼らにとって、共同体の規範に従えない状況(S)、親しい共同体成員の喪失(K、Y)、共同体内での地位の喪失(T)などは端的に役割同一性の危機につながることになる。そこへ「微小過失」ともいうべき出来事が出来してこれに追車をかける。うっかり相手を非難してしまったこと(K)、道で会ってもあいさつをしなかったこと(Y)、不良品が自分のせいにされたこと(T)などがそれに当たる。実際に非があると否とにかかわらず、彼らにとってはこれらの事件は共同体の規範を侵したも同然のこととして体験される。役割同一性の危機が生じると、共同体への所属感が急激に失われて孤立化に陥る。共同体は一挙によそよそしいものとなり、微小過失すなわち「規範侵犯」を責める審判機関に変貌する。この審判機関と化した共同体から、「規範侵犯」という罪に対して下された「罰」が「村八分」であるともいえよう。彼女たちがなぜ罪責妄想ではなく被害妄想を呈するに至ったかについての論議にはここでは立ち入らない。

ここで、前述の背景的状況とこの共同体成員としての役割同一性の危機という状況がどのような関係にあるのか、また状況因としてそれぞれどのような意味をもつのかという問題が生じてくる。木村[10]は内因性精神病の状況因について、病因的な意義をもつのは個々の小事件ではなく、むしろそれらを誘因たらしめるような「より基底的な状況布置」としての「病前野」であると述べている。これに従えば、われわれの症例において病因的意義をもつのは「夫への不満」をその重要な構成分とする「病前野」であって、共同体成員としての役割同一性の危機はこの病前野のうちにあってはじめて誘因として働くことになる。患者Kが軽快後に、「(隣近所のことは)結局は付録にすぎなかった。一番言いたかったのは夫のことだった」と述べているのはこのことをよく物語っている。しかし所詮はこの「夫への不満」も、家庭内での役割補完者たる夫が役割遂行を回避していることによって、患者たちが妻としての自己の役割を十分果たすことができないという状況として、つまり妻としての役割同一性の危機として把えることができよう。それは表立つことこそ少ないとはいえ、静かに持続する危機である。

この家庭内での立場を揺さぶるような持続状況が下地となって、共同体成員としての役割同一性の危機が生じ、孤立化へと至ることになる。「他者を通じてある」(Sein-durch-andere)というあり方しかできない彼らにとって、他者不在の事態としてのこの孤立化を乗り越えることは困難である。ただしこの場合の他者とは前述の通り、あくまで役割補完者としての他者であり、患者Sが「お喋りする相手がいないと淋しくてたまらない」と述べる際の単なるお喋りの相手としての他者である。このようなSein-durch-andereというあり方に基づく独特の孤立化は、分裂病者のそれとは根本的に異なるものであると思われるが、この問題についてはまた別の機会に論じたい。

五　まとめ

中年期から退行期にかけて発病した妄想性精神病のうち単一妄想としての被害妄想（「村八分」妄想）を呈する症例について、病前の対人関係様式および病前状況を通して考察した。病前の対人関係はもっぱら果たすべき役割の遂行によって成り立っている。それも規範に忠実な、そのつどの自己の役割と過度に同一化した役割遂行である。これは役割補完者としての「他者を通じてある」（Sein-durch-andere）というあり方であって、躁うつ病者に近似のものである。このようなあり方にとっては、共同体内の規範侵犯や役割補完者の喪失によって生じた役割同一性の危機が、発病をもたらす直接の誘因的状況となる。しかしより深い病因的意義を有するのは、妻としての役割同一性のゆるやかな危機という持続的な「病前野」である。この病前状況から孤立化が生じるが、それはSein-durch-andereというあり方に基づく他者不在の事態としての孤立化であり、分裂病者の孤立化とは根本的に異なるものであると思われる。

文　献

（1）バーガー、P.L.（水野節夫ら訳）『社会学への招待』思索社、一九七九。
（2）Berger, P.L. and Luckmann, T.: *The Social Construction of Reality*, New York, Doubleday, 1966.（山口節郎訳『日常世界の構成』新曜社、一九七七）。
（3）Friedman, M.: Beiträge zur Lehre von der Paranoia. *Mschr. Psychiat.*, 17; 467, 1905.
（4）Gaupp, R.: Über paranoische Veranlagerung und abortive Paranoia. *Zbl. Nervenheilk.*, 33; 65, 1910.
（5）ガース、ミルズ（古城利明他訳）『性格と社会構造』青木書店、一九七〇。

(6) Haase, H-J.: Zur Psychodynamik und Pathoplastik paranoider und paranoid-halluzinatorischer Psychosen bei alleinstehenden Frauen. *Fortschr. Neurol. Psychiat.*, 31; 308, 1963.
(7) Haase, H-J.: Zum Verständnis paranoider und paranoid-halluzinatorischer Psychosen am Beispiel alleinstehender Frauen. *Nervenarzt*, 34; 315, 1963.
(8) James, W.: *The Principles of Psychology* I, New York, Dover Publications, Inc., 1950.
(9) Janzarik, W.: Über das Kontaktmangelparanoid des höheren Alters und den Syndromcharakter schizophrenen Krankseins. *Nervenarzt*, 44; 515, 1973.
(10) 木村敏「内因性精神病の人間学的理解」『精神医学』六巻、五七三頁、一九七九。
(11) Kleist, K.: Die Involutionsparanoia. *Allg. Zschr. Psychiat.*, 70; 1, 1913.
(12) Kraus, A.: *Sozialverhalten und Psychose Manisch-Depressiver*. Enke, Stuttgart, 1978.
(13) Kretschmer, E.: *Der sensitive Beziehungswahn*, Springer, 1966.（切替辰哉訳『新敏感関係妄想』星和書店、一九七九）。
(14) Mead, G.H.: *Mind, Self, and Society*, Universiy of Chicago Press, Chicago, 1934.（稲葉三千男、他訳『精神・自我・社会』青木書店、一九七三）。
(15) 森好夫『文化と社会的役割』恒星社厚生閣、一九七二。
(16) T・パーソンズ、E・A・シルズ（永井道雄他訳）『行為の総合理論をめざして』日本評論社、一九六〇。
(17) Pauleikhoff, B.: Die paranoid-halluzinatorische Psychose im 4. Lebensjahrzehnt. *Fortschr. Neurol. Psychiat.*, 34; 48, 1966.
(18) 杉本直人「退行期の幻覚・妄想症」『臨床精神医学』六巻、一七一頁、一九七七。
(19) Tellenbach, H.: *Melancholie*, 3. Aufl., Springer, Berlin/Heidelberg, 1976.（木村敏訳『メランコリー』みすず書房、一九七八）。
(20) 上田宣子、林三郎、村上仁「外来における幻覚妄想性精神病の位置づけ」、湯浅修一編『分裂病の精神病理7』東京大学出版会、一九七八。

（21） Wyrsch, J.: Über "Mischpsychosen". *Zsch. ges. Neurol. Psychiat.*, 159; 668, 1937.

Ⅱ「つつぬけ体験」について

一　はじめに

「思っていることがつつぬけになる」という体験は従来から思考伝播と呼ばれてきた。「つつぬけになる」ことが主に「人に知られる」という形で体験される思考察知にしろ、それが被害的色合いを帯びて体験される思考奪取にしろ、これらの体験はすべて、本来は自分に属するものであるはずの「何ものか」が不本意な形で他有化されるという事態である。

しかし、ここで「ぬける」ものは、さしあたっては決して「思考内容」などではない。もちろん思考内容の他有化が訴えられる場合はあるけれども、それはまず最初にこの「何ものか」がぬけた結果にすぎない。したがって、従来からの用語は思考がぬけるような印象を与えるため、あまり適切とは言い難い。

そのため、ここでは、思考伝播、思考察知、思考奪取などの体験を、全部「つつぬけ体験」としてまとめておくことにしたい。そして、本論文では、特に分裂病者の「つつぬけ体験」をとりあげ、この体験によって生じる事態、およびこのような体験をひきおこす基盤となる事態について考察する。

二　症例と臨床的考察

最初にあげるのは、つつぬけ体験における「ぬける」ということそれ自体が、比較的純粋な形で現われている症例である。

〔**症例1**〕診断　分裂病

現在二六歳の男性。三人同胞の第一子。両親は商店を営む。患者は幼少時より虚弱な体質で、おとなしく無力な子だった。友人は皆無に等しく、学校時代は真面目に勉強したが、成績はあまりかんばしくなかった。高卒後、スーパーマーケットに就職。仕事ぶりは熱心だったが、就職して三年目(二一歳の六月)頃から、「殺されそうで怖い」と言い出し、七月に自ら退職した。「最初、心がわれちゃうというか、何かぽんぽん言っている感じになって怖くなった。スーパーをやめてから思ってることがつつぬけになるようになった」という。同年八月から精神科に通院するようになり、翌年一月から一〇月まで、およびこの一二月から一六カ月間の二回の入院歴があり、以来現在に至るまで外来通院を続けている。発病以来、一貫して「つつぬけ」の体験と「死ね」という内容の幻聴、および「いつもみられている感じ」があり、極度の恐怖から一人では外出できず、外出しても眼を閉じたまま歩き、家では雨戸を閉めた自室にこもりきりでいるという状態が続いている。彼の体験している「つつぬけ」とは次のようなものである。

「自分の心がこわれていて、つつぬけになる。ほんのちょっとでも思いこむと、すぐつつぬけになって、知らない人にわかっちゃうみたい。思いこむと、ぱっと広がって出るみたい。自分では思わないようにしていても思っちゃう。言うまいとしてても、何か言ってるような感じ。内容は何言ってるのかわからないが。〔心の中で〕黙るということができなくなってきた。何も言わずにいると入ってきちゃう。人の言った言葉が入っちゃって、それからまたぱっと出る感じになる」。また、注察感については、「どこにいても見られているみたい。自分の部屋の窓に板を打ちつけたけど、それでも監視されてるみたい。大勢の人が今にも来そうな感じ。誰ということはわからないが。〃死ね〃という言葉も聞こえてくるし、外へ出ると殺されそうになる」という。患者は現在、デイケアセンターに通っているが、そこで何かに夢中になっているときだけはつつぬけも注察感もないという。

この患者は、つつぬけになって人に知られるという体験を訴えているが、訴えの重点はあくまで「ぬける」という点におかれている。それでは一体、何が「ぬける」のであろうか。著者は、ぬける「内容」について何度か患者に尋ねてみたが、患者はそのたびに当惑した表情を浮かべて「とにかくつつぬけになっちゃうんです」とくり返すだけだった。つまり、「ぬけるもの」が何であるかは患者自身にもよくわからないし、また問題にもされていないように思われる。肝心なのは、「ぬけるということ」それ自体であって、そのことこそ、彼がまぎれもない明白さをもって体験し、くり返し訴え続けていたことなのである。

この種の「つつぬけ体験」は、従来から「思考伝播」(Gedankenausbreitung)と名づけられてきた。しかし、この症例ですでに明らかなように、この体験において「ぬける」のは、けっして「思考」(Gedanke)ではない。しかしまた、「感情」とか「意志」とかでもない。ここでぬけたり伝播したりするものは、決してある客観的・対象的な所与として互いに区別された、「思考」とか「感情」とか「意志」とかというものではない。それはむしろ、思考や感情や意志などがそれぞれ独立の所与として分離してくる以前の「なにものか」なのである。それは、「何」がぬけるのかという問いには言葉をもってして答えることができないような「なにものか」である。つまり、すでに明確な言語形式をとって分節された思考内容がぬけるのではなくて、ある考えが考えとして成立する一歩手前の「ほんのちょっとでも思いうかんだこと」が、まだ「自分でも内容はわからない」うちに、すでに「ぬける」のである。この、まだ内容を備えない、何かの意味（Bedeutung）を志向しているだけのものは、通常は自己の内奥の領域にあって、ある種の不透明さで他人には隠されているはずのものである。患者においては、自己の内奥の領域が他者のもとに直接さらされているのであって、その結果自己の内面はもはや「内面」としては成り立たなくなり、むしろ全面的に外面化してしまっているのだといえる。この症例では、他者の眼にふれる自己の相貌（Physiognomie）と、他者から隠されている自己の内面との間をふつうは隔てている壁、つまりそれのおかげで自己がその固有の内奥の領域を維持することができるような「内的境界」（die innere Grenze―ツット[20]）の存立が危くなっている。常に他者から見すかされていることとしての注察感として彼が訴えている体験も、実はこれと同じ事態を示すものであって、これはいわば視覚領域に生じたつつぬけ体験だと言ってもよいだろう。

彼においては、自己は他者にとって限りなく透明に近いものとなり、自他の「境界」はあいまいで、その透過性を増したものとなっている。といっても、深層心理学のいう「自我境界」の概念のように、まず「自己」と「他者」という、完全に分かれた「二つの実体的なもの」があって、しかるのちにこの両者の間の（元来明確なはずの）境界が不明確になるというわけではない。事態はもっと複雑で微妙に屈折した様相を示す。しかしこの問題には後にもう一度立ち入ることにして、次に、同じように「つつぬけ」を訴えながら、「ぬける」ことよりも、その結果として他人に「知られる」という点にアクセントを置く体験を訴える症例を呈示する。

〔**症例2**〕診断　分裂病

現在四五歳の男性。四人同胞の第一子。会社を経営していた父親は、患者が小学生時に死亡し、以来母親が会社をとりしきっている。そのため患者と子供たちは、一時期親戚宅に預けられて育ったことがある。

患者は幼少時より気が小さく、父親がその将来を案じて剣道を習わせたりもした。学校での成績は良く、中学時代まではずっと首席を通した。患者はこの頃の自分を回顧して、「あまりにも幼稚すぎた。試験の点数をよくしようとしていただけで、勉強してもそれが身についていなかった。人づきあいもなくて、人に自分から話しかけることがなかったし、けんかひとつしたことのないいくじなしだった。中学校のとき、人間は考える葦だという話を聞いて、自分はそれまで自分で考えるということがなかったことに気づいた。そのため、本ばかり読んだ。絶えず本にすがっていなければならなかった」と述べている。

高校時代より成績がすこしずつ低下し、「昼間部をめざしたけど夜間にしか入れず」に、某私立有名大学の夜間部に入学した。昼間は母親の会社で働いていたが、二一歳のとき同い年のいとこが入社してきた。その人は大学も同じで、「ライバルになった」。それから、「学校も会社もうまくいかなくなってノイローゼ気味」になり、まもなく関係念慮、幻聴を来たして発病。発病後しばらくしてから、「ラジオを聞いていると自分と心が通じ合うようになった。自分の心が相手に伝わり、相手の心も自分に伝わる状態になった。それから、テレビのアナウンサーが自分に話しかけてきた。自分のことはすべてテレビに知られるようになった」。以来、現在に至るまで、彼が「テレビ・ラジオ」と呼んでいる、幻聴と連結した思考察知の体験と、「入れ知恵」および「幻聴」と彼が名づける、思考吹入の体験が続いており、入退院をくり返しているが、病像に本質的改善は認められない。現在もまだ入院中である。

彼のいう「テレビ・ラジオ」とは、「ぼくが頭の中で言おうとすることがすぐマスコミにわかって、テレビやラジオがそっくり放送してくる」というもので、ここでは上述の症例1とは違って、他者へとぬけて出ている「内容」が「テレビやラジオからの放送」という(思考化声に近い)形で患者にもはっきり知らされている。というより、マスコミから放送される幻声を聞くことによってはじめて、彼は自分の考えの「内容」を知ることになる。つまり、「頭に浮かんでくる考えが前もってすでに先取りして知られてしまっている」のである。そのため、他者(マスコミ)は「自分の心理過程や精神状態、ぼくの知能をすべて克明に把握していて、自分の記憶までもわかっていて」、要するに「自分の中のすべてを知っている」ことになる。自分のすべてを知る他者は、マスコミだけにはとどまらない。病棟内の他の患者にも、「考えていることがわかる。それで、自分が秘密にしていることや自分の弱点がわかってしまうので困る」。しかし、「自分の気心は皆に知れているので、喋らなくても意志の疎通はできている。それで喋る必要がない」という好都合な一面もあるという。ただ、「テレビ・ラジオ」体験の場合には、知られた「内容」が放送(幻聴)という形で感覚界に定位されているため、より多く彼の関心と苦痛の的になっている。

「テレビ・ラジオ」体験とは、一見逆の方向性をもった——つまり、「テレビ・ラジオ」体験が「内から外へ」という方向をもつとするなら、「外から内へ」という方向をもった——「入れ知恵」および「幻聴」とは次のようなものである。「他の人に入れ知恵される。その入れ知恵の内容が幻聴として頭の中から聞こえてくる。それは肉声ではなくて、頭の中から音が出てくるもの。音というより言葉といった方がいいかもしれない」。この「入れ知恵」は従来の概念では「思考吹入」(Gedankeneingebung)といわれているものに相当すると思われるが、しかしここでも、症例1の「つつぬけ体験」と同様に入ってくる内容が問題になるよりもむしろ、「入るということ」それ自体が体験されているだけである。そして後になってはじめて、「幻聴」として入ってきた内容がわかるということになる。

患者のいう「テレビ・ラジオ」体験におけるテレビやラジオからの「放送」は、真正の幻覚とみなされうるのに対して、彼のいう「幻聴」とは、その陳述からもわかるように、むしろ偽幻覚に属するものであろう。このことは、彼自身が「テレビ・ラジオは幻聴とは違います。それは本当にはっきりした声で実際に放送してくるんです。だからテレビ・ラジオは病気じゃない。その点、幻聴とははっきり区別してほしい。幻聴は病気で、幻聴がなくなればぼくの病気は治ったということになります」といっている言葉からも(彼の「定義」とは逆の意味で)確認することができる。

彼が「入れ知恵」される相手は、たいていは不特定な他者であるが、それが特定の具体的な他者に限定されて体験されるときもある。たとえばその場合は、「Tさんのそばにいたら話しかけるような声が頭の中から聞こえてきた。それはTさんの声ではなくて、Tさんの人情がぼくの頭の中に入ってきたんです。Tさんの人柄がのりうつったようなかんじ。Tさんとぼくとは通じあっているんです」ということになる。また、人間以外の事物や動物が名指されることもある。たとえば、病棟のレクリエーションで近くの農業試験場へ行ったときに、牛を見て、「牛の眼をじっとみていたら牛に染まっちゃって、いやだなあと思った途端、牛がうなる声の中に言葉を受けとれた」という。これは、小尾が「人間化現象」[12]と呼んだものと同じ現象で、「もうひとりの自己としての他者」となるのは本来人間だけであるはずなのに、動物や事物までもが彼にとっての他者として彼に出会ってきている。

症例2のいう「入れ知恵」や「幻聴」も、症例1における注察感や「人の言葉が入っちゃう」という体験も、ともにいわゆる「被影響症状群」に属するものである。そして、これとは逆の方向をとる「つつぬけ」や「テレビ・ラジオ」体験は「自我漏洩症状群」[3]に含めることができる。といっても、安永[19]が述べているように、この二つの方向(「外から内へ」と「内から外へ」)は、「決して相互排他的ではない」し、各々の体験についてその方向性を確定しようとしても、それを詳しく見れば見るほどわからなくなってくるものである。最近、島[15]もこの両方向性を相互対立的にとらえただけではすまされないことを指摘している。いま仮にこの二つの方向性を区別して整理してみても、実際の症例においてはこの両方向性が共存したり、互いに絡み合ったりしているものが多い。本論文で取りあげた三症例をはじめ、自験例のほとんどにおいてこの点では例外をみなかった。論理的に考えても、自他の間の「境界」の透過性が高まる場合、「自己から他者へ」の漏洩という現象と、一見その逆の方向をとる「他者から自己へ」の侵入という現象とは同時に起こりうるはずである。ただし、たいていはどちらか一方の現象が前景に立っていて、他方はおおい隠されていることが多い。このことからみて、両者は本質的に異なる現象ではなく、同一の事態の二側面であり、患者がどちらの方向をより強く体験するかの違いであると思われる。

最後にあげる第三の症例では、「つつぬけ」になることが、主に人から「取られる」こととして、つまり「思考奪取」(**Gedankenentzug**)として体験されている。

〔症例3〕診断　分裂病の疑い*

現在五六歳の女性。四人同胞の末子。農業を営む父親は昭和四〇年代に病死。母親は昭和三〇年代に病死。長兄は昭和四〇年に衰弱死(死因不明)。以来、患者とすぐ上の兄との二人暮らしである。

この一家は昔から変わり者の一家として通っており、周囲との接触はなく孤立していた。かなりの資産があるにもかかわらず、終戦直後に建てた、電気、ガス、水道などの設備のないバラックに最近まで住んでいた。現在、患者のことを知る唯一の家族は工場に勤めている彼女の兄であるが、彼はやや知能が低いうえに、全く自閉的で、話も辻褄の合わないところが多く、患者の生活史や発病当時の様子については不明な点が多い。しかしともかく、著者が知りえたところは次の通りである。

患者は幼少時からおとなしかったが、いじっぱりなところがあった。「勉強は好きで、特に算術は一番好き」で、成績も良く、高等女学校を卒業している。しかし、「勉強が好きだったといっても、試験の答案がやれただけで、そんなことは何もならなかった。学校時代は何もやれなかった。人とのつきあいもやれなかった。人に勝って進もうとする勇気が出なかった」と語る。高等女学校を卒業後、デパートに五年間勤めたが、母、長兄、父と相ついで病に臥したため、その看病に明け暮れた。はっきりした病的症状が出現したのは少なくとも父親の死亡直後(患者四四歳時)からのようである。その頃から自室にこもりきりとなり、絶えず独り言を言い、入浴もせず、洋服も着替えなかった。

患者は実に、入院するまでの一二年間同じ洋服を着続けていたが、「着替えると中味がこわれるから着替えなかった」そうである。幻聴や迫害妄想も出現し、「イギリスとシベリアが財産を没収して私を殺す！」などと口走ったりしていた。兄は彼女を病気とは思わず、治療も受けさせないでいたが、本年二月に、火事で家が全焼したため、保健所を経由して入院することとなった。

入院当初は四六時中、独語をし続けていたが、内容は全く理解できず、言葉であるかどうかの判定も不可能だった。しかし、しだいに独語は減少し、入院一ヵ月目頃から対話が可能となり、次のようなことを訴えるようになった。「三人（父、母、兄）死んだときに音が入ってきた。それは、人の声だけど肉声じゃなくて、人の音がひっついたみたいなもので、誰かが考えた思い。大勢がいっぺんに音をやってくると考えがとられてなしになる。それで言葉が出てこんようになる」。ここで「音が入る」というのは、幻聴とも思考吹入ともいえるような現象であろう。そして彼女は、他者の「思いが入る」ことによって、自己の「考えが取られる」（思考奪取）という。「音は文字。書いた文字もしゃべる文字も人がぬいてしまう。そのため、音があっという間になしになる。言葉にする前になしになる。一切よりも何もなし。一秒と育たない。それで先方へ伝わる発音が出てこない。音をつくることができん」。言葉が成立する以前にそれが取られてしまうことについて、さらに「大きい音と小さい音のあいさに人が入って、大きい音が聞こえないうちに取られちゃうから困る。つまり、知恵がぬけて取られる。知恵に音がくっついていて、知恵を取られると音も取られる。それでよう綴ることができん。知恵が取られるから記憶力もいいふうにつかんし、考えることができん。それで一人（いちにん）立ちができん」と語る。

現在、幻聴や迫害妄想は消褪して、もっぱら「音が取られる」体験のみが前景化しているが、「音が聞こえとった方がいい。音が聞こえないと知恵がつかんで困る」と言っている。

＊もちろん、つつぬけ体験を有する患者は圧倒的に分裂病者に多いという事実からすれば、つつぬけ体験はかなりの程度まで分裂病に「特異的」な症状とみなしてもよいだろう。しかし、われわれは、分裂病に特異的な「症状」の存在と、ある個人が「分裂病であること」とを端的に同一視してはならない。そして、分裂病という診断は後者に対してなされるべきであろう。単なる症状として把えたつつぬけ現象それ自体は、分裂病に限らず、非定型精神病や非分裂病性の妄想性精神病、さらには器質性精神病の一症状として出現することもありうる。
　しかしつつぬけ現象を、病者自身もそこに現われているつつぬけ体験として把えるなら、分裂病性のつつぬけ体験と非分裂病性のそれとでは、質的に異なる点を指摘しうるであろう。たとえば以前著者が記載した「村八分妄想」[11]を呈したある女性は、迫害を及ぼす隣家の人たちに「心の中で思うことがすべてつつぬけになる」、「家の中が見すかされる」と訴えたことがあった。しかし彼女のつつぬけ体験はあくまで「村八分」というストーリーの中に組みこまれており、彼女のその他のあらゆる体験と共に「村八分」というテーマに収斂し、「村八分」を構成する一要素をなすものである。つつぬけになる相手が隣家の人としてはっきり実在界に定位されていて、無記名の他者にまで広がることがないという事実も、このことを物語っている。この点だけをみても、本論でとりあげた症例とは明らかに異なっている。
　したがって、この症例はおそらく分裂病であろうと思われるのだが、そう確定するのに今ひとつ躊躇せざるをえない。著者が彼女から受けるある種の支えのなさ（Haltlosigkeit）の印象も、まだ「不特定な全体印象」（ミュラー－ズーア）[10]の域を脱するものでないし、何よりも発病が四四歳というのは分裂病にしては遅すぎる。おそらく、潜在的にはそれ以前に発病していたものと思われるが、それを確定するに足るだけの情報が欠けている。しかし、本論の直接の目的は、つつぬけ体験の縦断面的考察（つまり病者にとっての生活史的位置づけ）にさしあたっては立ち入らずに、もっぱら横断面的考察――もっとも、両者は本来きり離せないものではあるのだが――を行なうことにあるので、あえてこの診断未確定の症例を取りあげた。

この症例で、入ったり取られたりする「音」とはどのようなものであろうか。彼女は、語り出される言葉、あるいは実際に発声されなくてもすでに言葉としての明確な形を備えたものを「大きい音」と言い、入ったり取られたりする「音」を「小さい音」と言って、この二つを区別している。言葉が生まれるためには、「小さい音」から「大きい音」へと「育つ」ことが必要で、「小さい音」が「言葉にする前になしになり」、「大きい音が聞こえないうちに取られる」から、「大きい音が育たない」し、「音をつくることができない」ことになる。ここからわかるように、「小さい音」とは、言葉が言葉として成立する以前のもの、つまり記号(signe)として具現する以前の萌芽的所記(signifié naissant)ともいうべきものである。

ここで容易に思いつくであろうひとつの理解は、ソシュール[14]にならって「大きい音」を聴覚映像(image acoustique)としての「能記」(signifiant)とみなし、「小さい音」を概念(concept)としての「所記」(signifié)とみなす理解であろう。しかしこのような区別は、すでに語り出されてしまった言葉についてのみ言えることであって、シーニュがシーニュとして結実する以前の段階では、すなわち言葉をその発生機の状態で(in statu nascendi)とらえるならば、このような区別はまだ不可能である。したがって、著者はこの「発生機の状態」にある「小さい音」について、そのシニフィエ的側面を強調して「萌芽的所記」(signifié naissant)と名づけたが、彼女が小さい「音」と呼んでいることからみて、これは当然シニフィアン的側面をも同時に合わせもつものであるから、「萌芽的能記」(signifiant naissant)と呼んでもさしつかえない。あるいはまた、メルロ－ポンティ[7]にならって、「大きい音」を「言葉を話す思考」(pensée parlante)と、「小さい音」を「思考する言活動」(parole pensante)として理解しうるかもしれない。

この「萌芽的所記」は、症例1における「ほんのちょっとでも思いこんだこと」、つまりまだ内容を備えない「意味志向」(Bedeutungsintention－フッサール)ともいうべきもの、および症例2における「頭の中で言おうとすること」(vouloir-dire)に相当するものである。

デリダ[2]はフッサール[4]のいうbedeuten（意義すること）の訳語として、vouloir-direというフランス語をあてた。デリダによれば、vouloir-direとは、主体が自己を表現（s'exprimer）しようとするという意味と、ある表現それ自体が「言おうとする」（vouloir-dire）働きあるいは内容という意味とを合わせもつものである。

この萌芽的所記あるいは意味志向あるいは“vouloir-dire”が「ぬける」あるいは「はいる」という構造は三例ともに共通している。しかし、ここでいう萌芽的所記や意味志向とは、主体から遊離したいわば「派生現象」としての発生機の言葉、発生機の思考そのものを指すわけではない。

だからこの「萌芽的所記」と「意味志向」と“vouloir-dire”という三通りの言い方のニュアンスの違いに留意して、どちらかといえば生まれつつある音あるいは意味それ自体を指している印象の強い「萌芽的所記」や、意味しようとする内容をも含んでいる“vouloir-dire”よりも、ある意味（Bedeutung）を表現しようとしてこの意味へと向かう主体の動きをさす「意味志向」という言い方の方がより適切であろう。したがって、今後本論文中では、表現へ向けての最初の主体の動きとしての意味志向という語を主に用い、とくに発生機の言葉や考えを静止的に表わす場合には「萌芽的所記」や“vouloir-dire”という語を必要に応じて使いわけることにしたい。ただし、ここでいう「意味志向」は、フッサールのいう「意味志向」（Bedeutungs-intention）とは厳密には一致しない。

症例3が「小さい音」とは「知恵」とか「音にくっついた知恵」であると言い、また症例2が、意味志向が入ることを「入れ知恵」と称したり、「入れ知恵」する相手がたまたま実在の他者に定位されると、入ってきた知恵のことをその人の「人情や人柄」と呼んだりしていることからもわかるように、意味志向がぬけたり入ったりすることは、それが生まれる場としての主体に属する「知恵」や「人情」や「人柄」が、すなわち一般に「自己」と呼ばれているものがぬけたり入ったりすることに直接つながる。意味志向がぬけることは、症例2が言うように、「自分の心理過程や精神状態、知能や記憶」が、要するに「自分の中のすべて」が他者に「克明に把握される」ことを、それもそのつど「前もってすでに先取りして」他者に知られてしまっていることを意味している。「自分の中のすべて」とは、通常は身体活動あるいは身体性としての言語や表情や身ぶりなどの自己の能記(signifiant de soi)に担われることによってしか表出されないはずの自己の内容、つまり自己の所記(signifié de soi)であり、意味志向が「ぬける」ことによって自己の所記は能記の媒介を経ることなく他者に手渡されてしまう。つまり「他者の場」で表出されてしまう。これはつまり、自己が他者の場で成立する事態に他ならない。意味志向はまた、それなくしては「記憶力もいいふうにつかん」し、「考えることができん」ようなもの、結局「一人立ち」ができないようなもの、自己が自己たりえないものである。したがって、意味志向は、自己が、自己の場で、自己として成立するために欠くことのできない契機なのであって、患者たちのつつぬけ体験とは、この契機がそのつど失われることによって、そのつど自己が自己として成立しえなくなっている事態であるということができる。

しかしながら、ここで、この自己が自己として成立する契機としての「意味を志向する動き」もそれ自体やはり自己ではないかという問題が生じる。それとも、それはまだ自己ではないのだろうか。この問いに答えるには、そもそも自己とは何をさすのか、自己が自己として成立するとはどのような事態をさすのかということをはっきりさせなくてはならない。この問題については後に立ち入って述べることにする。

三　言葉と沈黙

意味志向の動きが生じた段階では、まだ全くの沈黙の状態にすぎず、この段階にとどまる限り、他人と交流（communiquer）することはまだ不可能である。われわれは通常、言葉という媒介手段を経ることによって初めて互いに理解し合うことができる。相手の考えや気持ちの把握は相手の語り出す言葉をまって初めて可能となり、また私自身のそれも私の語り出す言葉を通して相手に伝えられる。記号（signe）へと至らない前の「萌芽的所記」（signifié naissant）は、まだ主体のもとを離れて行かず、全く他者の手の届かないものであるように思われる。萌芽的所記はただ自己にしか現前（présence à soi）せず、それが生まれたままの（つまり「発生機」の）姿でそれを知りうるのは自己自身だけであるように思われる。言葉の誕生を見守るのはわたくし唯ひとりだというわけである。つまり私のこころの中に生じた萌芽的所記は、それ自体としては他者に伝達されえないということになる。

しかしながら、これには次のような反論があるかもしれない。つまり、十分に卓越した表現力をもった人なら、この萌芽的所記を、それが生まれたままの姿を損うことなく、忠実に言葉で表現することができるはずだから、したがって他人にも知られうることになるのではないかといった反論である。しかしここで問題にしているのは、表現力といったような個人的能力の差に帰着せしめうる伝達不能性のことではない。なるほど、詳細に説明すれば、萌芽的所記あるいは意味志向の動きはかなりの程度にまで他者に理解されるようになるかもしれない（といっても、意味志向は先に述べたように、その時点では内容をもたないものであるから、この場合、理解といっても形式の理解であろうし、意味志向が生じた当の主体にとっても、それが何であったかを知るのは、意味志向がシーニュとして内容を備えたものになった後に、反省的に知りうるのみである）。しかし、そうした理解はあくまで事後的にしか行なわれない。自分のこころに今生まれつつある萌芽的所記と、あとから他人に理解される萌芽的所記とでは、少なくとも決定的な時間的ずれがある。このようなずれを生じることなく、今ここで生まれた萌芽的所記を、それが生まれた瞬間に同時に体験するのは、それが生まれた場としての自己のみである。このことが、現在(présent)の意を含んだ「自己への現前」(présence à soi)という言葉のいわんとするところに他ならない。

ところが、われわれの患者たちでは、「頭の中で言おうとすること」(vouloir-dire)が「言葉にする前に」すぐさま他者に伝わってしまう。つまり、自己にしか現前しないはずの意味志向が、同時に他者にもその通りのしかたで現前してしまう。このような事態をよりよく理解するために、まず、われわれの日常的経験を糸口として考えてみたい。先に述べたように、日常生活においては、自己と他者は言葉を通じて、さらに一般的に言うなら記号(signe)を媒介としてはじめて互いに理解し合うことができる。

記号(signe)と述べたのは、ここでは言葉以外の記号としての表情や身ぶりなどをも含めて考えたいからである。表情であれ身ぶりであれ、また、それが意識的にとられたものであれそうでないものであれ、そこにはそのとき主体が意味しようとする何ものか、つまり自己の所記(signifié de soi)が表出され、他人によってそれが読みとられるという限りにおいて、表情や身ぶりも交流の媒介手段として、言葉と同じ資格をもつものと考えられる。

では、われわれはさまざまのシーニュを媒介としなければまったく他者と関わることができないのだろうか。相手が何も語らないうちは、相手の「言いたいこと」(vouloir-dire)を知ることは原理的に不可能なのであろうか。

われわれは、比較的親しい人と一対一で語りあっているとき、それほど多くの言葉を語らなくても互いに相手の思っていることがわかるという経験をもっている。特に、互いの意識が同一の方向を向いているようなときには、沈黙の瞬間に相手のこころの内がありありと自分自身において現前するのを体験することがある。これは、それまで話題にのぼっていた内容からの推測によって相手の心中を理解するという現象とはまったく違って、両者にとって完全に同時的に、同一の意味志向が現前しているのだと考えざるをえない。

　われわれの多くが自分の経験から知っていながら、その構造がまだ十分に明らかにされていないこのような現象を具体的に示している実例を、トルストイの小説『アンナ・カレーニナ』(16)の一場面に見出すことができる。すこし長くなるのを承知で、この個所を引用しておく。ちなみにこの例は、ヴィゴツキー(17)が内言の基本的構文形式としての「純粋述語主義」を示すために引用したものであるが、われわれの文脈では、同じ意味志向が自己と他者とに同時に現前しうるという現象を、つまり沈黙における交流の可能性を示す例として興味深い。

「彼女(キティー)はレーヴィンと、自分たちだけの話をしていた。いや、それは話ではなかった。一種の神秘な交感で、――それは一刻ごとに、しだいに近くふたりを結びつけ、ふたりの心に、ふたりがはいって行こうとしていた未知の世界にたいする喜ばしい恐怖の念をおこさせるものであった。……彼女は、不器用に言いあらわされた彼の思想をすっかり理解して、それをうまく表現してみせた。……彼には、一足飛びに、こうした、簡単明瞭な、ほとんど言葉の力を要せずに、きわめて複雑な思想を言いあらわしうる心と心の交流へうつったことが、胸にひびいた。……〝ぼくはもうとうから、あなたにおたずねしたいことがあったんですがね〟……〝どうぞ、おっしゃってくださいまし〟……〝こういうことですよ〟彼はこういって、頭文字だけを書いてみせた。〝い、あ、わ、そ、で、お、そ、え、い、そ、あ、い?〟その意味はこうであった(いつぞや、あなたは、わたしに、そんなことは、できないと、おっしゃいましたが、それは、えいきゅうにという、いみでしたか、それとも、あのときはという、いみでしたか?)。彼女がこの複雑な文句を解しえようとは、とても望めないことであった。〝わたくし、わかりましたわ〟と彼女はあかくなっていった」。――**このようにして、彼らは互いに頭文字だけを書きあい、「書き終わらないうちに」、相手の言おうとすることをわかりあったのである。**――「これだけの会話で、彼らのことは残らず話されてしまった。彼女が彼を愛しているということも……何もかも話されたのであった。」

（傍点著者）

この例で、レーヴィンとキティーは、一方が言おうとすることを、他方がその頭文字を手掛かりにあれこれ推し測って言いあてるといった、文字あて遊びをしているわけではない。文字あて遊びの場合なら、頭文字は一種の暗号文の鍵のようなものであって、そこからさかのぼって意味を言いあてるための手段にすぎず、結局は記号を介しての交流と等価なものでしかないだろう。彼らのあいだで生じているのはそんなことではなくて、互いに相手が頭文字を「書き終わらないうちに」もう相手の言おうとしていることがわかり合ってしまうという点が重要である。つまり、相手が鍵になる文字を書き終わらないうちに相手の言いたいことがわかってしまうためには、相手の心に生じた意味志向そのものがそのつど同時に、そっくりそのまま自分の心にも生じていなければならないからである。しかも、その両者の心に浮かんだことは、互いに酷似した二つのものであってはならない。似ているということはそもそも、当の比較の対象が元来は異なるものであるという事実を前提として初めて言えることであろう。二人の心に浮かんだ意味志向は、そっくりそのまま同じものでなければならないのである。意味志向が相手において相手の自己に現前しているその通りのしかたで、同じ瞬間に自己自身にも現前していなければならない。それも、なんらかの偶然によって、自己に現前したものと相手に現前したものとがたまたま一致したということではけっしてない。ということはつまり、意味志向それ自体はまだ自分のものでも相手のものでもなく、強いてそれが生じた場を問うなら、自分のものであって同時に相手のものでもあるような場所から生じるということになる。このような場所はもはや「あいだ」とでも呼ぶしかいいようがない。そして、木村もまた、(5)「あいだ」は意味の生じる場所であると述べている。

意味志向がある明確な意味へと到達すると言葉が生まれる。このとき初めて、それまで自分がどんな意味へと方向づけられていたのかがわかる。生まれた言葉は私の言葉となる。つまり、言葉を語り出す（あるいは思い描く）主体としての「わたくし」が生じる。最初の意味志向の動きが生じた時点では「主体としてのわたくし」はまだ成立していない。私はこの動きに没入し、ただもう動きそのものとなっているだけである。そこにはまだ意味志向の動きそのものしかない。私自身と動きそのものとをきりはなすことはまだ不可能である。「主体としてのわたくし」すなわち「主体―自己」は、意味志向が言葉へと具現した瞬間に、それまでの意味志向の動きから分離されることによって生じる。それまでの意味志向の動きを言葉として対象化しつつ自らをそこから分離するのである。トルストイの例で、それぞれの自己から対象化されて生じたものとしての言葉が互いに一致するのは、その言葉を生みだす意味志向の動きにおいて、二人が渾然一体となる「あいだ」に身を置いていた結果なのである。

自他の意味志向が渾然一体となっている「あいだ」に身をおく限り、相手のことが手にとるようにわかるという体験が生じる。このとき、他者の「こころ」が自己に十全に現前しうるのである。ここから生まれるのは、他者の思考内容を彼によって語り出された言表の解釈を通じて知る場合のような、表相的な他者理解ではなく、直観によって他者を十全に把えるようなしかたの他者把握である。たとえば、L・ビンスヴァンガー[1]のいう「感情診断」（Gefühlsdiagnose）やE・ミンコフスキー[9]のいう「洞察診断」（diagnostic par pénétration）などは、こうした他者把握のしかたに基づいて行なわれるものなのであろう。

他者が自己に十全に現前するというこのような事態は、恋愛や精神科臨床での病者との特殊な関わりなどのような、限られた状況でしか生じないような、例外的な事態ではない。むしろ逆に、このような事態は実は日常のあらゆる他者体験、あらゆる他者理解の不可欠の基盤となっている。もちろん、ここでいう他者体験、他者理解とは、身体的に自分の目の前に出現している実在の他者のみについて言われることではない。たとえば、ある書物を読んでそこに書かれている、著者の言いたいことを理解しようとする場合、充分な理解に達するためには、そこにすでに言葉として表現されている思考内容を知的に理解するだけではなく、言葉の底にある著者の体験流の中に入りこみ、そこから著者が言葉へと至った道すじを自分自身の道すじとしてたどり直さなければならない。そのようにして、いったん私の場において追遂行された体験や考えは、事後的にはその書物の著者に属する体験や考えとして、私自身に由来するそれらとは区別されることになるけれども、追遂行している真只中においては、この両者の間に何らの区別も存在しない。つまり、ここでも他者の思念をとらえることと、自分自身の思念をとらえることとは全く同じひとつの体験に属しているのである。

もともとは、自己と他者とを隔てる、乗り越えられない壁などは存在せず、両者は自由に行き来したり、ときには溶け合ってひとつになったりしうるのである。そうでなければ、「共感」とか「共鳴」とか「同情」などがそもそも人間の本性に属することの説明がつかないだろう。そして、周知の通り、メルロ－ポンティ(8)やワロン(18)は、人間が原初的には自他未分離の状態にあることを、幼児の体験様式からみてとっている。言葉を語り出すとき、他者を十全にとらえるとき、われわれはいつも、この幼児期からの「原初的な自他未分離の場」にいったん身をおくのである。

「原初的な自他未分離の場」、あるいは意味志向が生じる場としての「あいだ」にとどまる限り、まだ言葉は生まれていないし、自己も他者も未成立である。外からみれば、そこにはただ沈黙が横たわっているにすぎない。しかしこの沈黙は、一般に「沈黙」という言葉で考えられているような、言葉を語らないこととしての、つまり言葉の欠如態という意味で言葉に対置されるような「沈黙」のことではない。それは、あらゆる言葉、あらゆる記号、そもそもあらゆる表出を生みだす源としての「沈黙」であり、M・ピカート(13)が「言葉の世界は沈黙の世界のうえに打ち建てられている」と語る際の、言葉を言葉たらしめるような、あらゆる言葉たちが眠っている大地としての「沈黙の世界」のことなのである。言葉による交流は、常に沈黙の交流*という支えを必要とする。言葉に沈黙の裏うちがなければ、われわれは相手が真に言いたいこと(vouloir-dire)を理解することができない。

＊ これはいわゆる「非言語的交流」(non-verbal communication)のことを指すのではない。"non-verbal communication"は、狭義の言語以外の種々の表現手段を介しての交流を含むため、現象学的な純粋さを欠いている。ここでいう「沈黙の交流」は、むしろそれの基礎をもなすものである。

沈黙の世界においてこそ、私から他者を隔てる壁、つまり自己と他者との区別を可能にする境界が取り払われて、両者はひとつになる。この沈黙の世界の透明さにおいては、他者は最初から、そして常に私に直接に現前している。むしろ、言葉によって、あるいは一般的にいうなら、記号化の営み(signification)によって、われわれはこの原初的な透明さの中に何か不透明な壁を持ち込み、それによって自己と自己ならざるものとの区別が生じるのである。しかし、他方で、自己が「他ならぬ自己自身」として成立しうるためには、この記号化の営みは不可欠である。つまり、かくかくしかじかのものとして自己自身を表出する営みが不可欠である。そうでなければ、自己も他者もない、単に沈黙の流れが続くだけになってしまうだろう。

意味(vouloir-dire)を志向することとしての意味志向は、このシニフィカシィオンの最初の段階である。そしてこの意味志向は、その発生機の状態では、自他未分離の「沈黙の世界」からまだ出ていってはおらず、だから自己のものでも他者のものでもない。この無記名の「志向性」の根源的な共有が、われわれのあらゆる他者体験を可能にしている。意味志向は元来誰の手にでも渡りうるものなのである。健康者の他者体験においても、この発生機の意味志向は自己と他者とに同時に体験されているのであって、その限りで、われわれの患者のつつぬけ体験と、その構造の上では何ら異なるところがない。それならば、なぜ、つつぬけ体験は病的な事態であるとみなされるのだろうか。あるいは、健康者はなぜこのような形でのつつぬけ体験をもたずにすますことができているのだろうか。

四　根源的沈黙からの二重の外出

上述の問いに答えるためには、われわれは第二節で残しておいた問い、すなわち自己とは何か、自己が自己として成立するとはいかなる事態をいうのかという問いに立ち戻らねばならない。というのは、自己が自己として成立しえている事態を「健康」とみなすなら、第二節で述べたように、つつぬけ体験は自己が自己として成立しえなくなっている事態であるという限りにおいて、「病的」とみなせるからである。

ここでもわれわれは、上述の、自己とは何であるか、自己が自己として成立するとは如何なる事態かという問題を、言葉の成立に即して、あるいは広く記号化の営みに即して考えてみたい。

まず、先に述べた、言葉を言葉たらしめるような、言葉の源としての「沈黙」を、通常の意味での、言葉の欠如態としての「沈黙」と区別して「根源的沈黙」と名づけておくことにする。

ここでいう「根源的沈黙」とは、むしろあらゆるものを生みだす源としてのいわば「能産的自然」(natura naturans)の如きものに相当するが、特に「根源的沈黙」と名づけたのは、言葉の発生の源としての側面を前景に出したかったまでのことである。それがまた、記号の問題から自己の問題を考えるという、本論の意図に沿うであろうと思われるからである。

何かを言葉で表現しようとするとき、まずこの根源的沈黙から、ある意味に向かう動き(意味志向)が生じる。意味志向とは、根源的沈黙から表現をめざして出ていく運動である。デリダ[2]はフッサールの言う「表現*」(Ausdruck)がどのようなものであるかを解説して次のように述べている。

「表現（expression＝外へ押し出すこと）とは外化（extériorisation）である。それは、はじめある種の内部（un certain dedans）にある意味（sens）のある種の外部（un certain dehors）に刻む。この外部とこの内部は全く独特のものである。この外部は自然でも世界でもなく、意識に対比される現実的外在性でもない。意味作用（bedeuten）が目ざす外部は、イデア的対象という外部である。この外部が外へ押し出される（exprimé＝表現される）とき、この外部は自己から出てもう一つの外部のなかへと移る。……したがって、意味する記号（signe voulant-dire）としての表現は、意味が自己のうちで……自己から外へ出る二重の外出（une double sortie hors de soi du sens）である」。

＊ フッサール[4]は記号（Zeichen）を、他者に体験を告知したり伝達したりする働きをもつ「指標」（Anzeichen）と、伝達や告知の働きをいっさいもたない、意味（Bedeutung）が直接に自己へ現前する「（純粋）表現」（Ausdruck）とに区別し、両者の差異は本質的であるとみなしたが、デリダはこれに異議を唱え、両者の絡み合いこそ根源的であり、決して純粋な形で分けられるものではないと考えている。ここで彼の論証をいちいちとりあげている余裕はないが、著者はデリダの考えに沿って、「表現」を指標的側面をも合わせもつ記号とみなしていることを付言しておきたい。すでに語られた言表をその機能面からみて、表現と指標とに大別する場合は、両者の区別は有意義であろうが、記号論に必要以上に立ち入ることは本論の目的からはずれることになるし、それによってかえって問題がぼけてしまうことにもなりかねない。当面の問題連関上は、表現的記号と指標的記号とを区別せず、同じ記号一般として扱っても何ら支障はないものと思われる。

われわれがある対象について何かを表現しようとするとき、まずその対象と一体となる場、すなわち根源的沈黙のうち（デリダのいう「ある種の内部」）に身をおく。例えば、美しい景色をみてその美しさを感じとっている真只中では、私はこの景色と分かれてはおらず、景色の一部となったり、あるいは景色が私の一部となっている。この景色を表現しようとすると、私と景色が一体となっている根源的沈黙から、ある意味へ向けて、つまり後に「この景色は美しい」という表現で表わされるようなひとつの意味へと向かう動きがまず生じる。この意味志向の動きが、「ある種の外部」へと外出する最初の外出である。言葉が語り出される場を外部とするなら、この最初の外出先である「ある種の外部」はあくまで「内部」なのだが、しかしそれは、この私の身体のうちに閉じられた内部ではなく、「外部一般と関わることの内的な可能性」であり、「内部における還元不可能な開け」である。根源的沈黙のうちにとどまる限り、まだ外部と内部の区別はない。むしろ、根源的沈黙こそが、外と内との区別を可能にするのである。最初の外出はこの根源的沈黙の場から出ようとする動きで、この段階ではまだ根源的沈黙から完全に出てしまってはおらず、あくまで根源的沈黙のうちの「ある種の外部」にとどまっている。この動きが「(外へ)押し出される(exprimé)」とき、言葉が真の外部としての世界へ向けて展開されて表現が完成するのである。

それでは、自己はどうなるのだろうか。言葉の成立と自己の成立とはどのように関わっているのだろうか。言葉を語り出すときわれわれは自己を表出する。言葉に限らず、表情・身ぶり・衣裳などのシーニュはすべて自己表出である。しかし、シーニュによって表出される自己は、自己自身のすべてではなく、そのつどの自己の一部の限られた領域にすぎない。そしてシーニュを媒介にした交流では、自己と他者とは、互いにシーニュという不透明な壁によって隔てられ、互いに相手の一部しかわかり合えない。根源的沈黙のうちにあって、意味志向が「あいだ」に生じたその時点では互いに十全に現前しあっていたのに、言葉が生まれた途端に、互いに隔てられてしまうのである。つまり、言葉の成立とは、あるいは一般的にいうなら、記号化(signification)とは、そのつどの自己の一部の領域を表出することによって、本来の自己自身の透明さを他者から隠蔽する営みであるということができる。記号化のもつ、この自己自身の隠蔽という働きがうまく機能しうるためには、「あいだ」に生じた、それ自体はまだ自分のものとも相手のものともつかない意味志向をそのつど自分の側に奪いとって、シーニュへと至らしめなければならない。「今ここにある私」の場で言葉が成立したとき、同時にその言葉を語り出す主体としての私、つまり主体自己が成立するのである。

われわれの患者は、意味志向をそのつど自分の側に奪いとることに失敗する。そのため言葉は「今ここにある私」の場で成立せず、だから主体自己も成立しえない。したがって意味志向は他者の側に奪われて、他者の場で言葉が成立することにもなる。たとえば症例2の「テレビ・ラジオ体験」において、テレビと自分との「あいだ」に生じた意味志向は、そのつどテレビに「先取り」されて、テレビからの放送という形で言葉へと至る。語る主体は常にテレビという他者の側で成立し、患者はこれを聞くという受身の形でかろうじて、本来は自分が語るはずであった言葉の意味内容を知るのである。さらに、彼が「牛に染まって」、牛と一体となった後に、本来は自らが語り出すはずであった言葉が牛から語り出されるという「牛体験」もこれと同じことを意味している。

意味志向の奪いとりの失敗はまた、記号化のもつ隠蔽の働きが充分に機能しないことをも意味している。そのため「自分の中のすべて」が他者に「把握され」(症例2)、他者にたえず「見られている」(症例1)ことになる。自己表出の営みとしての、根源的沈黙からの「二重の外出」をうまく成し遂げることができないため、根源的沈黙のうちにとどまり続けることになるのである。根源的沈黙のうちにあるとは、自他の区別がまだ生じていないということである。第二節で述べた、「自他の透過性が増す」とは、この自他の分離以前の段階にとどまっていることを指しているに他ならない。

ところで、他者から自己自身を隠蔽する営みとしての記号化(signification)は、われわれが実在の他者と出会ったときにのみ行なわれるわけではない。たとえひとりでいても、心に何ひとつ思い浮かべないでいるということは不可能であり、何らかの内容を思い浮かべるということは、自己の記号化にほかならない。だからそこに実在の他者がいようといまいと、あるいは実際に言葉を語り出そうと出すまいと、われわれは生きている限り、たえず自己自身をいわば記号にすりかえている。そして、このすりかえがそのつどの「今ここにある私」の場で実現される限りにおいてのみ、自己はその自己性を保っていられるのである。自己とは、それ自身の記号を不断に生み出し続ける営みである。自己が自己として成立するということは、この「自己自身の記号へのすりかえ」がそのつどそれ自身の場で成立しているということである。

われわれの患者は、意味志向の奪いとりに失敗することによって、自己自身の記号へのすりかえがうまくいかない。したがって、記号化による自己自身の隠蔽も不完全なままで、たえず他者のもとに自己自身をさらけ出すことになる。そのため、健康者では限られた状況の限られた瞬間にしか生じえない「自己の他者へのあらわな現前」(présence pleine à l'autre)としての「つつぬけ」がたえず生じることになるのである。そしてまた、自己自身の記号へのすりかえがうまくいかないということは自己がその自己性を保ちえないこと、つまり「自己が自己として成立しえない」という事態でもある。木村[6]に従って、分裂病の基礎的事態を「自己が自己として成立しえない」事態とみなすなら、「つつぬけ体験」とは、この分裂病の基礎的事態の端的な現われに他ならない。

五 まとめ

つつぬけ体験において「ぬける」ものは、実は言葉へと至る以前の意味を志向する動きである。この意味志向は、それが生じたばかりの段階ではまだ自己のものとも他者のものともつかない。言葉が自己の場で成立するためには、意味志向をそのつど奪いとらねばならない。しかし、言葉を表出したその時点で、それまでの「自己の他者への十全な現前」(présence pleine à l'autre)はさまたげられ、自己のある一部の領域のみが他者に伝達されうるものとなる。言葉の表出、あるいは一般的にいって記号化の営みとは、自己の一部の領域を表出することによって、本来の自己自身を他者から隠蔽するという営みである。われわれは生きている限り、記号化の営みからのがれられない。自己とは、それ自身を不断に記号へとすりかえ続けることであり、このすりかえがそのつど「今ここにある私」の場で成立するということが、自己が自己として成立するということに他ならない。つつぬけ体験を有する患者は、意味志向をそのつど奪いとることに失敗するため、記号化のもつ、自己自身のすりかえと隠ぺいの働きがうまく機能しえない。そのため、健康者では限られた瞬間にしか生じない「自己の他者への十全な現前」としての「つつぬけ」がたえず生じることになるのである。しかし自己とは本来何をさすか、そして自己が同じ自己でありつづけるとはどうして可能か(自己同一性の問題)という点に関しては、今ひとつつっこんだ考察に至らなかった。これらの問題は、後の機会に譲りたい。

文献

(1) Binswanger, L.: Welche Aufgaben ergeben sich für die Psychiatrie aus den Fortschritten der neueren Psychologie? *Zeitschr. f. d. ges. Neur. u. Psy.* 91, 1924.(9)から引用。
(2) Derrida, J.: *La voix et le phénomène.* Presses Universitaires de France, 1967.
(3) 藤縄昭「自我漏洩症状群について」『分裂病の精神病理1』(土居健郎編)、東京大学出版会、一九七二。
(4) Husserl, E.: *Logische Untersuchungen. Zweiter Band.* Max Niemeyer, Halle, 1922.(立松、松井、赤松訳『論理学研究2』みすず書房、一九七八)。
(5) 木村敏「「間」と個人」『日本人と「間」』講談社、一九八一。
(6) 木村敏『分裂病の現象学』弘文堂、一九七五。
(7) Merleau-Ponty, M.: *Signes.* Gallimard, Paris, 1960.(竹内芳郎監訳『シーニュI』みすず書房、一九七〇)。
(8) Merleau-Ponty, M.: *L'œil et l'esprit.* Gallimard, Paris, 1964.(滝浦、木田訳『眼と精神』みすず書房、一九六六)。

（9） Minkowski, E.: *La schizophrénie.* Desclée De Brouwer, Paris, 1953.（村上仁訳『精神分裂病』みすず書房、一九七五）。
（10） Müller-Suur, H.: Die schizophrenen Symptome und der Eindruck des Schizophrenen. *Fortschr. Neurol. Psychiat.*, 26 : 140, 1958.
（11） 長井真理「中年および退行期女性の「村八分」妄想についての人間学的・役割理論的考察」『精神医学』二三巻、四六五―四七二頁、一九八一〔本書第I章〕。
（12） 小尾いね子「精神分裂病における「考想察知」現象について」『精神経誌』六一巻、八九―一〇四頁、一九五八。
（13） Picard, M.: *Die Welt des Schweigens.* Eugen Rentsch Verlag, Erlenbach-Zürich, 1948.（佐野利勝訳『沈黙の世界』みすず書房、一九七九）。
（14） Saussure, F.: *Cours de linguistique générale.* Charles Bally et Albert Sechehaye, 1949.（小林英夫訳『一般言語学講義』岩波書店、東京、一九七二）。
（15） 島弘嗣「身体からみた分裂病」『臨床精神病理』二巻、六九―八一頁、一九八一。
（16） トルストイ『アンナ・カレーニナ』（中村白葉訳）四三一―四四一頁、河出書房新社、一九七二。
（17） Vygotskij, L.S.『思考と言語』（柴田義松訳）、明治図書、東京、一九六二。
（18） Wallon, H.: *Les origines du caractère chez l'enfant. Les préludes du sentiment de personnalité*, Paris, 1949.（久保田正人訳『児童における性格の起源』明治図書、一九六五）。
（19） 安永浩「分裂病者にとっての「主体他者」」『分裂病の精神病理6』（安永浩編）、東京大学出版会、一九七七。
（20） Zutt, J.: Der ästhetische Erlebnisbereich und seine krankhaften Abwandlungen. *Nervenarzt*, 23 : 163, 1952.

Ⅲ　物の「すりかわり」体験について

一　はじめに

ここで取りあげるのは、自分の所有物が「すりかえられた」とか、「すりかわっている」などと訴えられる妄想体験である。このような、いわば物の「すりかわり」体験では、衣類や身の回り品などの自分の持ち物や、薬のような自分のために供された物が、外観はきわめて類似してはいるが、元来自分の所有していたもの、あるいは所有するはずのものとは全く別の物だとされる。通常は自分にとってなじみ深いものとして出会われるはずの所有物が、そこから自己所属性が失われて、患者にとってなじみのないよそよそしい物として体験されるのである。このような体験はいうまでもなく、既知の人物が瓜ふたつの未知の別人として妄想的に認知される「替玉妄想」(illusion des sosies)ないしは「カプグラ症候群」と同一の構造を有している。この点からみるなら、物の「すりかわり」体験は、人物ではなく物がその対象として選ばれた「替玉妄想」とみなすことができるだろう。実際、従来の報告例ではこの体験は一様に、替玉妄想の不全型ないしは亜型として扱われている。[5][9][10][15][17]

人物の替玉妄想では、その対象となるのはほとんどの場合、患者と密接なつながりのある重要人物に限られる。一方、物の「すりかわり」体験も同様に、患者にとって重要な品物に限って生じる。たかが「物」といっても、十分愛着や嫌悪の対象になることを考えるなら、主体にとって「物」は人物に劣らないほどの地位を持ちうるだろうし、*替玉妄想の対象として「物」が選ばれてもいっこうにさしつかえないであろう。
しかし、そうはいうものの、物の「すりかわり」体験のなかには、人物の替玉妄想との間に単なる対象選択の違い以上の、さらに本質的な相違がみてとられるような例もあるように思われる。そうなると、物の「すりかわり」体験と替玉妄想とを同列に論じてすますわけにはいかないであろう。したがってここで、その頻度が比較的稀なためもあって、これまであまり取りあげられてこなかった、物の「すりかわり」体験を主題として論じることは、十分意義のあることだと思われる。本論では、物の「すりかわり」体験を有する二症例をあげて、人物の替玉妄想と比較対照しつつ、両者の共通点および相違点を検討したい。

＊　このような、人物に匹敵するほどの重要性を有する「物」の例を、われわれは「移行対象」(transient object)やフェティシズムにおける対象物などにみることができよう。

二　症　例

最初にあげる症例は、人物の替玉妄想との合併例である。すなわち、長年来家族否認の症状や人物の替玉妄想などの症状変遷を経たのち、最近になって新たに物の「すりかわり」体験が前景に出現するようになった症例である。

〔**症例A**〕診断　分裂病の疑いもある妄想性精神病。
現在五四歳の主婦。初発は三七歳。遺伝負因はない。働き者で子供には大変きびしかった母親は、患者が三五歳のときに病死。父親は昔から女性関係の派手な人で、そのため母親との間にトラブルが絶えなかったが、子煩悩でやさしいところがあり、患者は「母より父の方が好きだった」という。

患者は幼少時より無口で消極的な子だった。友人はほとんどなく、家で本ばかり読んでいた。成績は中の下。高等小学校を卒業後、工場勤めをしたり、家業（商店）の手伝いをしたりしたのち、二三歳のとき現在の夫と見合結婚をした。結婚生活は最初から不幸なものだった。小さな町工場を経営する夫は、短気でしばしば患者に暴力をふるった。夫はまた、子供への愛情を示すこともなく、二人の息子の養育はもっぱら患者がひとりでしなければならなかった。さらに夫は、女性関係も派手で、加えてどうみても望みのない選挙に何度か立候補するという「道楽」の持ち主であった。立候補するたびに莫大な出費がかさみ、家計を圧迫した。患者は毎日のやりくりに苦労し、みかねた父親が夫に内緒で援助することもあった。結婚の初期からすでに別れ話が何度かもちあがったが、離婚には至らなかった。患者自身はしかし、このような夫に対するあからさまな不満は決して表明したことがない。患者の発病後、息子や息子の嫁たちが異口同音に、患者の夫を非難し、夫が発病の原因であるとまで考えている一方で、患者自身は、少なくとも表面上は自責的な傾向が強く、「夫によく怒られるが、自分ができの悪い人間なのでそれも無理のないことと思う」と述べている。

さて、患者は若い頃に自己臭恐怖に苦しんだことがあったというが、「結婚後はずっと気にならなくなっていた」。しかし、患者が三六歳の頃のあるとき、夫に体臭を指摘された。そしてそれ以来、ふたたび自己臭恐怖が強くなっていった。「自分の体が臭いために、家族や近所の人が自分をのけものにする。他の人ににおいが移りそうで風呂にも入れない」という、忌避・関係妄想も生じるようになった。このような状態が一年ほど続いたのち、「風呂に入るな」とか「食事を家でするな」という命令的内容の幻聴が主に夫の声で聞こえるようになった。患者は家で入浴をしなくなり、食事もひとりで遠くまで食べにいくようになった。またこの頃、「家の中にいると体が固くなって、誰かに見られているような気がした」という。半年後、「家を出ていけ」という幻声の命じるままに、患者は家を出て駅をうろついているところを警察に保護され、家族に伴われて来院した。

初発時の病像は、自己臭恐怖を核に発展したと思われる、家族や近所からの排斥をテーマとする幻覚妄想状態であった。経過中に、「夫は自分を家から追い出したいために入院させた」とか「自分の籍が抜かれて別の女性が代わりに入っているんじゃないか」という危惧を表明しており、後に展開することになる来歴否認妄想の萌芽がすでにみてとれた。このときは、ごく短期間の入院加療により幻想や妄想は消褪し、ふたたび家庭生活が可能になった。その後もしかし、再燃や再発をくり返し、現在までの一七年間に一三回の入院加療を行なっている。毎回、三ヵ月から五ヵ月間の入院で一応は陽性症状の消褪をみる。人格水準の低下はほとんど認められず、また極期でも終始礼容は保たれており、激しい興奮に至ることはない。

初回から五回目までの入院では、上述の初発時と同様の妄想内容を示したが、二回目以降には、次のような体感異《セネストパ》常《チー》もときおり出現している。「骨が鉄でできているように思う。(骨と骨が)すれると穴があいてしまう。子宮の中にへびかまむしが入っている。内臓の位置がふつうの人と違うように思う」。さらに、幻声の主は「夫」から「神さま」へと変化し、「自分の体が臭いために皆に迷惑をかけている」という罪責感が強くなった。発病後六年を経過した頃、この罪責感とセネストパチーが結びついて発展したように思われる、次のような国籍否認妄想の形をとった来歴否認妄想が出現した。これは、木村らのいう三主徴は明確ではないが、「家族否認症候群」とよんでもさしつかえないであろう。「私は本当はアフリカ人らしい。純粋の黒人。上から白く染めているだけで、これをとると真っ黒な皮膚になってしまう。夫と父はれっきとした日本人。私は日本人じゃないから家を追い出される。だから早く家を出てアフリカへ行かなくちゃならない。アフリカのどの国かわからないけど、とにかくのけものばかり住む国へ行かなくちゃならない。どうやって日本に来たのかわからないけど、気づいたら日本だった。誰かが小さいときに連れてきたのかもしれない。とにかく今の家は私の家じゃないから出ていかなくちゃならない。怪物だから出ていけと家の人が言うし」。

この後さらに五年ほどすると、息子の結婚を契機に次のような、主にJ・ヴィエのいうsosies négatifs[19]〔対象否定的な替玉〕の形の替玉妄想が出現した。「皆がお面をかぶっている。誰かがお面をかぶって主人の役をやっていて、本当の主人はいない。息子がその役をやっているときもある。息子も本当の息子でないことがある。誰か近所の人が息子のお面をかぶって、息子の変装をしてくることもある。知らない人が勝手に家の中にあがりこんで、ぐうぐう寝てたりするので困ってしまう」。替玉妄想の対象になったのは夫と息子であったが、息子の嫁についても「家を新しく買いとった奥さん」と述べ、否認の機制が認められた。

このような替玉妄想はその後次第に影をひそめ、四年後の再発時には、物の「すりかわり」体験が主症状となった。「品物が全部かえられた。ふとんもたんすも額縁も同じような柄のに変わっている。自分の着物や息子の着物もかえられている。ひもの位置が少し下についていたりするからわかる。スーパーで食料品を買って帰ってくるともう変わっている。お菓子の袋の模様が少し違っているし、びん詰のえのき茸を買ってきたら、びんのラベルの絵が微妙に違っていた。ふとんも少し短くなっているみたい。急にぱっと変わるところをみると、誰かが姿のみえなくなる薬を使ってこっそりかえているんじゃないか。それが誰かということはわかっている。おそらく夫がやっているんだと思う」。そのため、患者は買ってきた食料品を次々と捨ててしまい、ふたたびひとりで外食をするようになった。このとき、人物の替玉妄想は表立っては訴えられなかったが、著者が尋ねると、「主人はいますけど本当かどうかというところまではわかりません。格好や顔がそうだから本当だと思ってますが、中味のことまではわからないもの」と述べた。このことからみて、人物の替玉妄想が完全には消褪していないことは明らかであろう。

以上の症例記載より、この患者のさまざまな症状変遷を貫く一本の柱ともいうべき心性がみてとれるだろう。すなわち、それは自己身体への深い嫌悪であり、これが自己臭恐怖から体感異常を経て国籍否認妄想へと導く重要な一契機となったように思われる。汚点をおびた自己身体は同時に、他者からの嫌悪や排斥の対象であるともみなされる。この点は「重症対人恐怖」ないしは「醜形恐怖」の心性と同様であろう。ただしこの患者の場合は、汚点をもった身体存在ゆえの他者からの排斥はまず第一に、家族成員からの排斥として、すなわち家庭内での妄想的な「立場喪失」ないしは「住まいの喪失」の形をとって現れる。患者は自分が家族にとってよそ者であると感じる。「自分の籍が抜かれて別の女性が入っている」こと、「家族の中で自分だけアフリカ人であり、日本人ではない」こと、息子の結婚に対してなされた、「家を別の人が買いとってしまっている」という意味付与などはすべて、このことの妄想的表現であろう。ここにおいて、患者は家族全体の「住まいの秩序」（Wohnordnung——ツット[20]）から抜けおちた、異質（fremd）な存在になってしまっている。

自分自身が家族にとってfremdな存在になるということはまた、家族が自分にとって見ず知らずの存在になるということでもあろう。自己臭恐怖や戸籍改変妄想および来歴否認妄想などが、自己存在の家族にとっての異質性を表しているとしたら、一方で家族成員の替玉妄想や家の中の道具類の「すりかわり」体験は、家族や住まいの自分にとっての異質性の表現だとみなしうる。もちろん両者は、どちらにアクセントがあるかの違いであって、究極的には同じことである。家族成員と同様に、家や家の中の道具類も、保護（Geborgenheit）や安全（Sicherheit）を保証する[20]「住まいの秩序」の重要な構成員である。すでに「他人」となった家族と「他人の物」になった家や道具類に囲まれて、患者は現存在の本質に属する営みである「住まうこと」（das Wohnen）が不可能になってしまう。この患者の物の「すりかわり」体験はしたがって、家族成員の替玉妄想と共に「住まうことからの疎外」という意味のもとに理解することができよう。

次にあげるのは人物の替玉妄想を伴わない症例である。この患者では、初発後七〜八年してから自分の所有物に関する「すりかわり」体験が出現し、現在までの約一〇年間、主症状となっている。

〔**症例B**〕診断　分裂病。

現在四〇歳の独身女性。初発は二二歳。八人同胞の上から七番目(七女)。遺伝負因はない。患者が生まれて間もなく父親が停年退職となったため、経済的事情から母親と患者を含めた下四人の子供たちは母親の実家に移り住み、父親と上四人の子供たちとの別居生活を強いられた。母親は患者より二歳下の弟(唯ひとりの男の子)ばかりを溺愛し、患者は何かと放っておかれることが多かったという。患者は幼少時より従順でおとなしく、姉や弟思いの子だった。また幼い頃からすでに、さまざまの面で他の同胞たちより劣っているのが目についた。学校の成績も他の同胞たちは皆ずば抜けていたのに対して、患者だけは小中学校を通じてあまり芳しくなかったし、また何かにつけ要領が悪くのろまだったという。そのため患者は「ずっと劣等感をもって」育ち、「私は兄弟中で一番鈍くてだめな子」という意識が患者の中に巣食っていった。患者が中学二年のとき母親が病死したため、患者たちは再び父親のもとに戻り、一家そろって暮らすようになった。

患者は中学生のあるとき、同級生の男の子を好きになり、そのとき「自分がひどく目立ちすぎて足にフットライトを浴びたような感じ」がしばらく続いたという。しかし、表面上は特に異常なところは気づかれないまま、中卒後自らの希望で就職した。ちょうどこの頃から夜尿が始まったのを契機に、「自分の体が臭い」、「周囲の人が臭いというそぶりをみせる」という自己臭恐怖が生じるようになった。強迫行為はとくにみられなかったが、この頃から「もともと潔癖症だったのがますますひどくなった」という。このような状態で工場や商店などの職場を二、三カ所かわったが、どこもあまり長続きしなかった。しかし仕事ぶりは熱心で、職場での評判も悪くなかった。

二一歳のとき、「職場で先輩から無理な仕事ばかり押しつけられた」ことをきっかけに不眠がちになった。一年後、患者が一番慕っていた姉が結婚したが、これは患者に大きな打撃を与え、結婚式には出席しなかったという。その二カ月後、「職場のOさんと結婚することになっている」と言い出し、急激に緊張性分裂病状態に陥った。その後およそ一〇年間にわたって、一〜二年に一回程度の頻度で同様の急性症状——世界没落体験、「暴力団が殺しにくる」という迫害妄想など——をきたす増悪期《シューブ》をくり返した。シュープをきたすきっかけについて患者は、「好きな人ができると決まって病気になる。本当は全く関係のないことを自分でいろいろ関連づけ出す」と述べている。急性症状自体は毎回比較的短期間のうちに消褪し病識も得られるが、初発時より病間期にも表情錯誤や脈絡を欠いた話しぶり、ぎくしゃくとした立居振舞が目立ち、全体として不自然な感じを受ける。

さて、持ち物が「盗まれる」とか「すりかえられる」という訴えは初発時よりときおりみられたが、患者が三〇歳頃から次第に前景化し、かつ固定するようになった。ちなみに患者が二五歳のときに父親が病死。その後次第に姉たちは患者を受け入れるのに抵抗を示すようになっていき、この一一年間は、何度か外勤作業が可能な程度にまでは軽快するものの、一度も退院はできないままである。この患者の示す、物の「すりかわり」体験は例えば次のようなものである。

「買い物をすると、買ったものがすぐに交換されてしまう。今着ているのもすりかえられた服。これと同じ服をこの前デパートで買ってきたのに、それは行方不明になっている。よく見ると模様が少し違うし、さわった感触なども違っている。買ってきたらもうかえられていた。デパートの店員に悪い品と上手にかえられてしまったのかもしれない。せっかく生地のいいものを選んだのに、かえられて残念でしかたない。私が何か買うといつも決まってかえられる。かえられるというのは交替という意味。人の物と自分の物が入れかわること」。

交換された物は決まって、交換される以前の、本来の自分の物より「悪い品」だという。「タオルも交換されている。もっと大きくて新しかったはずなのに、こんなに古くて小さいのとかえられている」。また、面会で家族がお菓子をもってきたときも、「詰所ですぐに小さい菓子箱とかえられてしまった」。入院中の服薬時にもしばしば疑いが生じる。「今服んでいる薬の中の黄色の錠剤（彼女が特に気に入っている薬）は二流品だと思う。本当の一流の薬と薬局でかえられているんじゃないかしら」。「すりかわり」の対象となる物は、以上のような衣類や薬、家族からの差し入れ品などの他に、本、靴、筆記具、洗面具などほとんどありとあらゆる所持品に及ぶ。

このような「すりかわり」体験では、所有物の自己所属性が否定されるが、一方これとは逆に、他者の所有物に対して妄想的な自己所属性が付与されることもある。たとえばそれは次のような体験である。

「Pさんが着ている赤いセーターは本当は私のもの。Qさんがはいているスリッパも私のもの。いつの間にか盗まれたに違いない。私が良い物ばかりもっているのでこんなに次々ととられてしまうんだと思う。詰所にある辞書も本当は私が以前もっていたもので、名前もちゃんと書いてあったはずなのに、いつの間にか消されている。看護婦さんは詰所のだといい張って返してくれない」。

このような妄想が激しくなると、勝手に人の物を持ってきて、そこに自分の名前を書き始める。しかし当然のことながら、彼女には盗んだという意識はまるでなく、「自分のものをとり返しただけで盗まれたのは私の方」ということになる。そのため、他の患者たちとのあいだにしばしばトラブルが生じる。「どんなにいい物をもっていても、すりかえられたり盗まれたりしていつもどこかへいってしまう」と嘆く患者は、さまざまな予防措置を講じる。日記帳やレポート用紙には一ページごとに自分の名前を書き、衣類には数ヵ所に名前をつけ、それもわざわざ「B子所有」と明記してある。しかし、その名前の字も「すりかわっている」。あるとき、彼女は巻尺の所持を認めてほしいと著者に要求した。わけを聞くと、「すりかえられないために、自分のすべての持ち物の大きさを正確に測って記録しておくため」ということだった。

この患者にもセネストパチーや醜形妄想が認められるが、それはしばしば次のような身体の変形妄想の形をとる。「自分の手が小さくなっていく。体がすりへって、骨が粉々になって体がだんだん小さくなっているような気がする。眼つきもすっかり変わってしまった。以前はもっと大きな眼だったのに小さくてきつい眼になってしまった。鼻も高かったし、もっとチャーミングな顔だったはずなのに。手相も変わってきた。名前も以前は「慶子」じゃなくて「景子」だったように思う(ともに仮名)」。

若い頃あった自己臭恐怖は現在では目立たなくなっているが、たとえば「トイレで尿と一緒に魂が流れていってしまった。それからは魂が抜けてファーンとしている」といったような「自我漏洩症状」がみられることがある。また、ときおり次のような現実感喪失が訴えられる。

「テレビをみてても感動がないし実感がわかない。自分が自分でないみたい。透明人間になっちゃったみたい。ときどき言葉の意味がわからなくなる。「ある」か「ない」かの「ない」って「内科」の「内」なの? 判断力が鈍い。相手の言葉の裏がわからなくってすぐに受け答えができない。表現力が鈍い。人のものと自分のものとの区別がはっきりしない。頭がからっぽになる。何も感じなくって考えも浮かばなくって眠ってるような状態になる」。

このような離人症状が前景に出る時期には「すりかわり」体験は背景に退いているが、次のような、自分の字の自己所属感の稀薄化や自分が行為主体であることの実感の稀薄化の妄想的体験様式は、離人症と「すりかわり」体験とが深く結びついていることを示唆しているかもしれない。「(自分の日記帳を見ながら)この字は私の字じゃないみたい。誰かが指紋をとって、私の字じゃないようにしているみたい。*(自分のタオルにさわりながら)私がこうやってタオルにさわると私のあとをまねしてなぞってる人がいるみたい。指紋のあとをなぞってる人が。このタオルをほしがって交換しようとしているみたい」。

＊　この訴えが何を意味するのかはややわかりにくいが、何度たずねてもこれと同じ表現しかえられなかった。ちなみに患者はいつもタオルを手にもって放さない。彼女にとってタオルは一種の「移行対象」なのであろう。なお、一年ほど前、それまでの八人部屋から新たに二人部屋に部屋替えをすると、他の患者との持ち物に関するトラブルは目にみえて減少した。空間的なテリトリーの確保が、本質的改善にまでは至らなくとも、ある程度の治療的効果をもたらしたものと思われる。現在、「すりかわり」体験は、たとえば「自分の着ている服はどれも体にぴったりだから着ているけど本当はすりかわっていると思う」というように、依然として消褪しないままである。しかし、「他の人が自分のとよく似た物をもっていても、よく似たのはいくらもあるから似たものを買ってきたのかなと思うことにしている。とりかえられてもとりかえそうというところまではいかない」という状態にある。

三　考察

1　なにゆえに「物」が？

冒頭ですでに述べたように、また症例記述からもわかるように、物の「すりかわり」体験は人物の替玉妄想との間に形式上の共通点を多くもっている。

人物の替玉妄想についてヴィエ[19]が分けた、「ネガティヴな替玉」(**sosies négatifs**)と「ポジティヴな替玉」(**sosies positifs**)の二形式は物の「すりかわり」体験にもみられる。物の「すりかわり」体験はふつう、所有物の自己所属性および同一性の否認という **sosies négatifs** の形をとるが、症例Bでみられる、他人の所有物に対する妄想的な自己所属性の付与は sosies positifs の形式の「すりかわり」体験とみなしうる。

人物の替玉妄想の場合、その対象となる人物は通常、家族やごく身近な人物に限られている。物の「すりかわり」体験も同様に特定の「物」に限って生じる。症例Aでは主に家の中の家具や食料品が対象となった。これは家族全体に所属する物である。症例Bでは、衣類や身の回り品などのような自分自身の所有物と家族から患者へと供された物が対象となった。これまでの報告例をみても、対象は⑴家具類、⑵手紙や贈物など、自分にあてられたもの、⑶自己の所有物の三種にほぼ分けられるように思われる。すなわち、文献の中で物の「すりかわり」体験のみられた症例は、著者が知りえた限りでは一四症例であるが、その主たる対象を列挙してみると、家族から本人にあてられた手紙が五例[4][5][9][18]、ペットや家の中の家具類が四例[4][6][14]、自分の持ち物が一例[10]であった。変わったところでは、自分や家族を含めて町全体が本当の自分、家族、町の正確な replica であると体験した、トムプソンらのあげた男性患者の例[17]や、最初は家族成員だけに限局していたのが次第に隣人にまで広がり、さらにその後、自分の家や町、景色などの非生物にまでその対象が及んだ、木村定らのあげた覚醒剤中毒の若い女性患者[13]およびドレーらの記載した女性患者[8]などがある。ドレーらの患者では、加えて、曜日や時間も対象になっている。家の中の道具類と家族からの手紙が対象となったすべての症例はわれわれの症例Aと同じく、中年以上の年代の家庭の主婦で、さらに娘からきた手紙を唯一の対象とした、コールマンの報告例[5]をのぞいてすべてが家族成員の替玉妄想との合併例である。コールマンが述べているように、手紙はそれを書いた人物の一部とみなせるし、同様に家の中の道具類も家族成員の代理物ないしはそれと同等の意味をもつと考えられる。

しかし、われわれの症例Bのように人物の替玉妄想を伴わず、もっぱら自分の持ち物に限って「すりかわり」体験が生じた例はどうであろうか。例えば、フォースらの記載している外国人留学生（独身女性）の症例[10]では、急性錯乱をきたして入院後、自分の衣類やさいふ、パスポートなどの私有物に限ってのみ「すりかわり」体験が出現した。この報告例についてフォースらは、人物ではなくobject-relatedなカプグラ症候群が出現したのは、患者の環境に情動的に重要な人物がいなかったため、objectが人物にかわって高度に情動的な意味をもつようになったからであると述べている。[10] そしてフォースらは、カプグラ症候群はその形式(form)は常に不変であるが、内容(content)は患者のおかれた社会的環境の影響を受けてさまざまに異なりうるという結論をひき出している。[10] 狭義の「家族否認症候群」[11]における来歴否認——たとえばもらい子妄想や戸籍改変妄想など——が、両親などの関係者が現に目の前に居合わせていなくても生じうるのと違って、替玉妄想では対象の知覚的現前がまずもって与えられていることが必要であることを考え合わせるなら、身内の者や親しい人物が周囲に居合わせていなかった外国人留学生において、「物」を対象とした替玉妄想が出現したフォースらの症例はある程度納得がいく。

では、このことはわれわれの症例にも当てはまるだろうか。この問題を考えるには、各々の患者で物の「すりかわり」体験が出現した時期の状況的布置に目をやる必要があろう。すでに述べたようにどちらの症例においても「すりかわり」体験は初発後かなり経過してから出現しているからである。症例Aでは初発後一一年してから、症例Bでは八年してから「すりかわり」体験が初めて出現したり優勢となったりしている。この時期はどちらの症例でも家族とのつながりがより稀薄になっていった時期に当たる。症例Fでは、不幸な結婚生活が三〇年来続いており、病初期から夫否認の機制は認められたものの、息子が結婚して家を出たときにはじめて家族成員の替玉妄想が生じ、さらにもうひとりの息子が仕事のため別居するようになってから物の「すりかわり」体験が生じた。この頃夫はめったに家に帰らず、患者はひとり暮しも同然の状態であった。家族は患者の度重なる発病にすっかり慣れっこになり、入院という事態をむかえても全く平然として患者に注意を払わなくなっていた。このような、家族成員との絆が稀薄な状況下にあって、患者の家庭の主婦としての立場を保証するものとして、いわば家族の入れ物ともいえる家や家の中の家具類がより重要な意味をもつようになったと考えることができよう。

症例Bでは、父親の死亡後五年ほどしてから物の「すりかわり」体験が前景に立つようになった。これは、父親にかわって姉たちが交代で患者の面倒をみていたのが、入院が長びくにつれて、次第に受け入れが悪くなっていった時期に当たる。病院の外に自分が戻るべき決まった家庭がなく、面会も稀な状況で、人間にかわって身の回りの物で自己世界を構成し、そこに自分の支えを見出すようになったということは容易に考えられよう。

しかし、家族の受け入れの悪い長期入院患者のすべてが物の「すりかわり」体験や所有物への執着傾向を示すわけではない。この患者の場合、幼少期から両親とは疎遠な関係にあったことを指摘しておかねばならない。母親については「母は働き者で美人で何でもよくできた。叱られたのは一度だけ。今でも尊敬している」と述べ、一貫して母親に対するポジティヴな感情が認められるが、それはある程度の距離をおいた親しさであるという印象を受ける。父親に対しては、「父とは小さい頃ずっと別れて暮らしていたからどうも親しさがもてない。きびしくて、兄弟の中で私にだけとくに冷たかった」と述べる。さらに、同胞の中でも患者だけ孤立することが多かったらしい。ときに、「私は兄弟中で一番鈍くてだめな子。考え方も父や母と全然違うし、兄弟と比べても私だけ違う。私だけ本当の子じゃないように思うこともある」と語ることがあるが、しかし明瞭な家族否認症候群や人物の替玉妄想はこれまで一度も出現したことがない。さらにこの患者の場合には、元来物に対する執着傾向が強かったということもつけ加えておかねばならない。家族の話では、彼女はもともと熱心に貯金をする子で、発病後さらに金銭への執着が強くなったという。また彼女には、テトラパックの牛乳やお菓子などの空袋の収集癖がみられるが、これなどもいささかフェティシズム的色彩を帯びた、物への執着傾向あるいは「移行対象」への愛着傾向のあらわれとみなすことができよう。

症例Aの物の「すりかわり」体験は、人物の替玉妄想と合併している点、その主たる対象である家の中の道具類は家族成員の代理物とみなせる点などから、これまでの報告例の多くがそうであるように、人物の替玉妄想に含めて考えてもよいだろう。症例Bの場合は自分の持ち物に限って生じた点、元来みられた物への執着傾向などを考えると、人物の替玉妄想の単なる亜型とみなすだけでは不十分であるように思われる。しかし、どちらにおいても、家族成員とのつながりが稀薄になった状況下で、「物」が人物にかわってより重要な意味をもつようになったときに物の「すりかわり」体験が出現したということはできよう。

2　随伴症状との関連

なぜ「すりかわり」体験の対象として「物」が選ばれたのかという、症状選択のいわば内容的理解は、上述のように症状発現時や幼少期からの家族的布置からある程度可能であった。とはいえ、「すりかわり」体験の成立そのものに関しては、このような状況因的・心理的理解だけでは不十分であろう。

人物の替玉妄想に関しては、従来から離人症がその成立に深く関与していることが指摘されてきた。たとえばこの妄想を最初に記載したカプグラも[2]、替玉妄想は病者が被っている「疎遠感」(sentiment d'étrangeté)に対して知的加工をほどこすことによって生じるとしている[3]。また、クリストドゥルーによると、一一例中六例に離人症の併存がみられ、しかも離人症が弱まってきたときに替玉妄想が出現してきたという[4]。彼はこのことから、替玉妄想のうちのある種の症例は離人症の妄想的発展とみなしうると述べている[4]。われわれの患者でも疎隔感や離人症状の出現する時期が認められた。症例Aでは、多くは妄想出現に先立って一過性に「すべてのことがピンとこない。何だかちんぷんかんぷん」といった現実疎隔感が訴えられたし、症例Bでは上述したようにさらに明白な離人症状がみられた(症例記載参照)。基盤に離人症があるなら、既知の人物や物の知覚において通常は直接与えられる「熟知感」(Bekanntheitsqualität)[16]を感じることは困難になるだろう。そして、まさに既知のものを未知のものとして体験する替玉妄想や物の「すりかわり」体験は、知覚体験における、この「熟知感」の喪失である。

しかし、替玉妄想や物の「すりかわり」体験の生じる基盤として離人症だけを考えるとしたら、トッドが正当にも指摘するように[18]、逆になぜ純粋な離人症患者には替玉妄想が出現しないのかという問いが生じるだろう。これには、単なる内省力の差だけをもってしては答えられないように思われる。なるほど離人症者でも、外界の人や物、さらには自分自身の実在性が、そしてひいてはその同一性が疑問視されはするが、しかしその同一性が積極的に「否認」されるには至らない。「Aがある」ないしは「AはAである」という命題の不成立は必ずしも「AはAでない」という命題の成立を意味しないのである。

次に、離人症以外の随伴症状としては、自己臭恐怖、および体感異常ないしは醜形妄想が注目されるだろう。どちらの患者でも、すでに述べたように現在与えられている身体像に対する深い幻滅がみてとれる。もちろん、醜形妄想には一般にこのような自己身体像への幻滅が伴う。特筆すべきことは、われわれの患者の場合、単なる醜形妄想にとどまらず、それが自己身体像の妄想的改変の形をとることである。症例Aは現在可視的に与えられている自分の皮膚の色の真正さを否定し、本当は黒い肌だとしている。症例Bは、理想的に改変された自分の過去の容貌こそが自分本来の姿だとしている。いずれも、現在与えられている身体像の自己所属性が半ば否認されている点では同じであろう。その際、真の自分の姿として妄想的に規定される身体のイメージは、症例Aでは悪い意味方向をもち、症例Bではより美しいイメージ、つまり良い意味方向にある。このような自己身体の改変妄想にもまた、替玉妄想と同じ形式をみてとることができよう。

自己身体像が以前とは変わったという体験は、人物の替玉妄想を有する患者にもしばしばみられる。そして、「自己替玉体験」auto-sosies はこの体験の延長線上にあるものだろう。たとえばヴィエの記載した、sosies négatifs を呈する女性患者 Mme S は、夫と息子の替玉の存在を主張すると同時に、自分自身も何者かによって変形（métamorphosé）されていると体験する[19]。この患者は、以前に比して身長が低くなり髪の色もブロンドから茶色に変わったなどと具体的にさまざまな知覚上の変化を列挙している[19]。あるいは、これほど具体的・妄想的に体験されないまでも、漠然とした身体の変容感が、多くは替玉妄想の形成に先だって体験されるような症例もいくつか見受けられる。[5][13][14] クルボンらはこのような「体感(cénesthésie)の障害」が替玉妄想の成立において果たす役割を重要視している。[7] 彼によると、批判能力のある患者ではこのような自己変容感はあくまでも自分の側での変化として体験されるにとどまるが、情動障害が加わるとこの自己変容感は外界の側の変化として解釈されることになり、その結果、替玉妄想が成立するという。[7]

しかし、身体の改変妄想や物の「すりかわり」体験における、対象が以前とは変わったという感じを、単なる「体感」のレベルだけで考えてすますわけにはいかない。さらに自己身体を自己の側に、所有物や親しい他者を外界の側に単純に二分することもできないであろう。身体には、自分自身の外部にあって、自己によって所有される「物理的存在」としての一面があるから、その意味では自己身体は自分の所有物一般に含めて考えることができる。あるいはむしろ、主体の所有する「物」のほうを、身体の延長、あるいは身体と等価なものとみなすこともできるだろう。

それでは、身体の改変妄想や物の「すりかわり」体験においてみられる対象の変容感において、患者は一体、何がどのように変わったと体験しているのであろうか。この変容感はさしあたっては感覚的所与の変化として訴えられる。しかしそれは、身体の外観の加齢による変化だとか、所有物を使い古すことによって生じた物理的変化だとかというものでないことはもちろんである。この変容感はもとより、そのとき与えられた感覚イメージから類推して生じたものではない。むしろ、最初に患者に与えられるのは、本来あるべきあり方とは違ったあり方で対象が現出しているという直観的体験である。そして、「柄が少し違う」とか「さわった感触が違う」などという感覚上の変化として訴えられるものは、この一次的な、変化の直観的体験の具体的相関物であるにすぎない。

しかし、(非感覚的な)直観体験と(純粋)感覚体験とは通常、明確に二分することはできない。両者は通常重なって体験される。だからこそわれわれの患者も、直観的変化をすぐさま感覚上の変化としてとらえるのであろう。しかしその際、それが単なる感覚上の変化だけにとどまらないことは、たいていの場合、患者がこの変化のことを「ごく微妙」であり、「よくみないとわからない」ほどの差異であると述べる点からみてもわかるだろう。木村は、このような「無に近いほどわずかな差異」を、与えられた感覚与件と、妄想的に改変されたイデア的な対象像(すなわち、患者によって本来あるべきあり方としてみなされた理想的な対象のイメージ)との間の「本質的な存在論的差異に対応するもの」とみなしている。(12)

3 「所有」という問題について

人物の替玉妄想ではほとんどの場合、替玉はことごとく「悪い」特徴を有し、本物は逆に徹底的に「良い」特徴を有している。このような臨床上の事実のため、この症状を現実の対象に対する愛と憎しみの両価性を解決する手段だとみなす、力動的な解釈が従来より多くなされてきた。(9)(17)(18) 対象が「人物」の場合はこのような説明にはある程度の説得力がある。われわれの症例Aにおいて生じた人物の替玉妄想を考えてみても、夫や息子に対する、容易には解決できない不満の存在と、かといって簡単に離婚を選択できない事情と、さらに自分のもとに戻ってきてほしい願望の存在などとの間の葛藤が存在するだろうことは容易にみてとることができる。そして、実際、患者は、替玉妄想の成立以前には直接相手に向けることができなかった攻撃的感情を、替玉妄想の成立後には公然と相手に向けることができるようになる。邪悪な闖入者である替玉を非難したり排斥したりすることは、それが替玉であるという患者の体験が妄想であることを度外視しさえするなら、ごく自然なことと言ってよいからである。

物の「すりかわり」体験や身体の改変妄想も、所有物や自己身体への嫌悪感が契機となって形成される、「所有したくないのに所有せざるをえない」という苦境からの一種の解決策とみなすこともできるだろう。しかし、とくに症例Aの「すりかわり」体験でわかるように、すりかわった物はその時点でただちに、本物より「悪い」物とみなされるわけではない。むしろ患者を驚かせるのは、本来自分に属するはずのものが突然自分の物でなくなってしまう点、すなわち自己の所有物からその「自己所有性」が失われてしまう点に他ならない。この「自己所有性」の不成立という事態が、所有物に対する嫌悪や排斥とは異なるのはいうまでもない。たとえばわれわれが、何かある「自分の物」に対して――おそらくは古くなったとか流行遅れになったとかという理由で――もはやあまり愛着を感じなくなったり、さらには嫌悪感を抱いたりする場合でも、しかしその当の「物」からは決して「自分の」という性質が失われることはない。その物をわれわれは、「もう持ちたくない」とは思うであろうが、つまりその物の非所有を望みはするが、それでも決してその物の「自己所有性」は失われない。まして、その物が自分の物でなく「他人の物」として体験されることはない。この点は、単なる醜貌恐怖あるいは醜形妄想と、われわれの患者でみられる身体の改変妄想を区別する点でもあろう。すなわち前者では、自己体験への強い嫌悪はあっても、その自己所属性までは否定されないからである。

そうなると、物の「すりかわり」体験や身体の改変妄想では、対象の「自己所有性」の不成立という点にこそその特徴があると言えよう。

もちろんこの特徴は人物の替玉妄想にもある程度あてはまる。既知の人物とは、すでに自己の歴史の中で一定の位置をしめているような人物のことであり、その意味で、人物の既知性とは自己所属性のことに他ならないからである。したがって、既知の人物を未知の人物として認知する替玉妄想は、当の人物に付与されるはずの自己所属性の不成立であると考えられる。しかし「所有」という事態は本来、所有するものと所有されるものとの間が常に一方的で不平等であるような関係において成立する。主体性のある人間と人間の間の関係を「所有」という相のもとでのみとらえることはできない。ひとりの全き人間を「所有」しようとする試みは挫折するのが常である。一方、「物」は主体に対して常に従属的な立場にとどまるから、物の世界ではある程度満足のいく「所有」を実現することが可能になる。ボードリヤールがいみじくも述べているように、「間主観性の世界では不可能なことが物の世界では可能になる」[(1)]のである。その例は、熱狂的な収集家やフェティシストなど枚挙にいとまない。

この「自己所有性」の不成立というのはしかし、ある時期まで成立していた対象との間の所有関係が途中から失われるということではない。特に症例Bにおいてわかるように、それは特に重要な物について訴えられることが多いけれども、そもそも彼女は自分の物を自分の物として体験することができないのである。新しく買ったものでも、手もとにわたったときには「すでにもうすりかえられていた」というように、彼女は最初から物を「所有」することができない。彼女が「物」と対峙するたびごとに、本来自分に所属するはずの「物」が、そのつど「自分のものではない」というあり方で出会ってくるのである。しかしこのとき同時に、患者は目の前にある物の真正さを否定することによって、「本物」つまり「自分の物」がどのようなものであるかのイメージを(妄想的に)成立させている。同時に、この想像上の「本物」との間に(妄想的)所有関係も成立している。つまりここでは、現に与えられている「物」と自己との関係を否定することによってのみ、いわばその虚像としての「所有性」が成立しうるような仕組みになっている。ただし、この「所有性」は、患者がその所有の対象を自らのイマジネールな妄想世界にしかもちえないような「所有性」である。

物を「所有」するということは、その物を道具として自由に使いこなすというだけのことではない。物を使いこなすことなら、われわれの患者でも何ら支障をきたすことなくできる。物を「所有」することには、ステイタスシンボルとしての物の所有に端的にあらわれているように、主体が当の物の「所有者」として規定されるという側面があるだろう。その場合、「物」は自己の一部になる。われわれの患者は、現実に与えられている「物」の所有者としての自己を受け入れることができない。つまり、現実に与えられている物との間の所有関係の不成立には、意識されないまでも、患者の側からの半ば積極的な、所有関係の「否認」という側面もあることは見逃せないだろう。

最後に、健康者がそもそも自分の物を自分の物として「所有」することはどうして可能であるかという問題にも少し触れておきたい。ステイタスシンボルだとか収集物だとかのような特別な意味をもった物でなくても、われわれが一般に物を所有する場合、いったん自分のものになった「物」には、ことさら意識しなくても、常に交換不可能な「自分の物」という標徴が備わっている。たとえば、自分のペンがそれと全く同じ形状の何本かのペンの中に紛れこんでしまって見分けがつかなくなってしまったとしても、われわれは自分のペンが一度に何本かにふえたり、あるいは自分のペンが消滅したとは思わない。われわれは、自分のペンはやはりその他のペンとは違っていて、ただ一本だと思っているし、何本かのペンの中に以前と同じ自分のペンが一本だけあることを決して疑わない。つまり、物を「所有」しうるには、すなわちある物に「自分の」という特質を付与し続けることが可能であるためには、その物が唯一その物であり続けるということに対する、判断以前の信頼が、つまりA＝Aという同一性に対する信頼が前提となるのである。物がいつのまにか「他の物」になってしまう、物の「すりかわり」体験は、当然ながら、その物がその物であるという、物の同一性に対する信頼の喪失のあらわれでもあることを考えるなら、このことは十分納得のいくことであろう。

四　おわりに

物の「すりかわり」体験を、人物の替玉妄想と比較対照しつつ考察した。本論文はあくまで、物の「すりかわり」体験という一臨床症状のみに的をしぼって、その現象面での特徴や症状成立の背景、さらにはこの症状が病者においてもつ意味などに言及するものであり、基礎疾患との関連についてはいっさい触れなかった。この症状は、人物の替玉妄想がそうであるのと同様に、原理上はあらゆる疾患において出現しうるであろう。

この症状と人物の替玉妄想との間には、その形式上のいくつかの特徴や、症状成立において離人症が重要な役割を演じている点などに共通点が認められる。従来よりこの体験は替玉妄想の一変種とみなされてきたし、実際、われわれの報告した症例Aの場合は、すでに本論中でも述べたように、これを物を対象とした替玉妄想と考えてもさしつかえないように思われる。しかし症例Bをみると、この症状と人物の替玉妄想との間には、単に対象選択の違いとして片づけてしまうことのできないような相違点があるように思われる。つまり、それは、この症状が、物の真の「自己所有性」の不成立という事態のあらわれとしてとらえられる点である。最後に、一般に所有物の所有性を保証するものは何かという問題にも立ち入ったが、これはわれわれの当面の問題連関をこえた大問題であり、満足のいく考察には至らなかった。この問題は今後に残された課題としたい。

文献

（1）Baudrillard, J.: *Le système des objets*. Gallimard, Paris, 1968.（宇波彰訳『物の体系』法政大学出版局、一九八〇）。
（2）Capgras, J. et Reboul-Lachaux, J.: L'illusion des "sosies" dans un délire systématisé chronique. *Ann. méd-psychol.*, 81: 186, 1923.
（3）Capgras, J., Lucettini, P. et al.: Du sentiment d'étrangeté à l'illusion des sosies. *Ann. méd-psychol.*, 83: 93, 1925.
（4）Christodoulou, G.N.: The Syndrome of Capgras. *Brit. J. Psychiat.*, 130: 556-564, 1977.
（5）Coleman, S.M.: Misidentification and nonrecognition. *J. Ment. Sci.*, 79: 42-51, 1933.
（6）Courbon, P. et Tusques, J.: Illusions d'intermétamorphose et de charme. *Ann. méd-psychol.*, 90: 401-406, 1932.

（7） Courbon, P. et Tusques, J.: Identification délirante et fausse reconnaissance. *Ann. méd-psychol.*, 90: 1, 1932.
（8） Delay, J., Perrier, F. et al.: Action de divers thérapeutiques de choc sur un syndrome d'illusion des sosies. *Ann. méd-psychol.*, 110: 235-238, 1952.
（9） Enoch, M. D.: The Capgras syndrome. *Acta. Psychiat. Scand.*, 39: 437-462, 1963.
（10） Forth, M. W. and Theofilopoulos, N.: Misidentification Syndromes. *Amer. J. Psychiat.*, 137: 125-126, 1980.
（11） 木村敏、坂敬一他「家族否認症候群について」『精神経誌』七〇巻、一〇八五―一一〇九頁、一九六八。
（12） 木村敏「自己と他者」『精神の科学』第一巻、岩波書店、一九八三。
（13） Kimura, S., Inamoto, Y. *et al.*: A rare case of Capgras syndrome observed in Wake-Amine induced psychosis. *Folia Psychiat. Neurol. JPN*, 35: 43-54, 1981.
（14） Klempel, K.: Über Personenverkennung nach dem Muster des sogenannten Capgras-Symptoms und verwandte Phänomene. *Psychiat. Clin.*, 6: 17-29 1973.
（15） MacCallum, W. A. G.: Capgras Symptoms with an organic basis. *Brit. J. Psychiat.*, 123: 639-642, 1973.
（16） Pauleikhoff, B.: Die zwei Arten von Personenverkennung. *Fortschr. Neurol. Psychiat.*, 22: 129-138, 1954.
（17） Thompson, M. I., Silk, K. R. et al.: Misidentification of a city. *Amer. J. Psychiat.*, 137: 1270-1272, 1980.
（18） Todd, J.: The Syndrome of Capgras. *Psychiat. Quart.*, 31: 250-265, 1957.
（19） Vié, J.: Un trouble de l'identification des personnes. L'illusion des sosies. *Ann. méd-psychol.*, 88: 214-237, 1930.
（20） Zutt, J.: Über Daseinsordnungen. Ihre Bedeutung für die Psychiatrie. In: *Die Wahnwelten*. hrsg. v. E. Straus and J. Zutt, Akademische Verlagsgesellschaft, Frankfurt, 1963.

Ⅳ　内省の構造——病的な「内省過剰」について——

一　問題提起

精神病理学が、分裂病の本質をめぐって、しだいにその関心の的を産出性症状それ自体からそれらの症状の背後にあるものへと移すようになって、すでに久しい。このような研究方向は必然的に、産出性症状に乏しい寡症状性の分裂病をその研究対象としてとりあげることになった。その際、寡症状性分裂病者の単なる外的な行動観察にとどまることなく、その内的体験にまで迫るためには、病者自身による体験描写に頼らざるをえない。症状に乏しいだけに、それはいっそう重要性をもってくるだろう。極端な言い方をするなら、寡症状性の分裂病に関する研究成果は、ひとえに病者のもつ表現力の如何にかかっているとまで言えるかもしれない。事実、このような通常「内省型」と呼ばれる表現力に富んだ患者によって、精神病理学は多くの知見を得てきた。例えば、ブランケンブルクが分裂病の基礎障害としてとりだした「自然な自明性の喪失[1]」にしろ、あるいはまた、ヴュルシュのいう「支えの喪失《ハルトロージッヒカイト》[2]」といった概念にしろ、このような患者の豊富な内省の産物であるといっても過言ではないだろう。この種の患者は例外なく、執拗なまでに自己観察をくり返し、自らが被っている病的変化をありのままに——決して無理な因果連関のうちに置いたり、妄想的に関係づけたりすることなく——とらえようとしている。ヴュルシュは、「非内省型」の単純型分裂病の特徴として、周期性の欠如、産出性の欠如、自分の被っている変化に気づかないこと、およびこの変化に対していかなる態度もとりえないことという四つの欠如をあげているが、逆に「内省型」の患者は自らの被った変化に気づきすぎるほど気づいており、それに対して何らかの態度をとろうとする患者であるといえよう。

ところで、このような「内省型」の患者の示す過剰なまでの内省それ自体はこれまでさほど問題にされてはこなかった。例えばブランケンブルクは、「内省性の亢進それ自体はなお健康な精神生活から由来する最後の補償可能性をあらわす」と述べている。つまり、病者が被っている一次的な病的変化に対して、これを何とか対象化しようとして生じる内省性の亢進は、それ自体は異常ではなく、あくまで二次的な営みであるというわけである。このことは健康者において一時的に内省が亢まる場合のことを考えればよくわかる。わかりやすい例として狭義の「反省」が生じる場合のことを考えてみよう。つまり、われわれは何か自分の意に沿わないようなことをしたり失敗をしでかしたりすると、後でそういうふうにふるまった自分を何度もふり返って、自分を責めたり悔やんだりする。この場合の「反省」はあくまで自分が悪いことをしたために生じるのであって、過剰な「反省」の結果悪いことをしでかしたわけではない。

しかしながら、分裂病者における内省の亢進を、このような健康者にもみられる内省と同列に扱ってもよいのだろうか。つまり、病者の内省性の亢進はただ単に、健康者にもみられる通常の内省がいわば量的に亢進しただけにすぎないのかどうか、あるいは、健康者のおこなう内省とは何か質的に異なったものである可能性はないのかどうかといった疑問が生じる。

とはいえ、このことを検証するに際しては多くの方法上の困難がつきまとう。ひとつには、内省の過少ないしは欠如の方は比較的目につきやすいのに比べて、内省の過剰は、それ自体としては、われわれの目にとまりにくいという事情がある。というのは、内省された事柄の内容そのものを言語的に表出することは比較的容易であるのに対して、内省しているということそれ自体に気づいてこれを言語化する患者はきわめて稀だからである。さらに、一般的に言って精神科医は、患者が内省をおこなうことをよいこととみなす傾向をもっている。そこで例えば、内省の亢進を端的に病識の保持と同一視したりしてしまうならば、内省の亢進それ自体のうちに潜んでいるかもしれない病理性は、われわれの目を逃れてしまうことになるだろう。次に「内省」という言葉自体の定義上の問題がある。同じように「内省」といっても、単に自分の行動をふり返るというような場合の、素朴で日常的な態度としての「内省」と、哲学者が意識的におこなうような、あらゆる日常的判断や先見に疑いをさしはさむような「内省」とは、その次元を相当に異にしているだろう。*

＊　フッサールは『デカルト的省察』において、前者を「自然的反省」、後者を「先験的反省」と名づけて両者を区別している。[3] 彼によれば、どちらの反省も、反省を加える以前には体験であって対象ではなかったものを対象にするという点では同じで、共に根源的体験に変様を加えるものだという。ただ、彼が学問上の手法とした「先験的反省」の場合は、世界のあらゆる存在や非存在に関して判断停止《エポケー》をおこなうという点が、通常の「自然的反省」と異なる。現象学者は判断停止を意識的におこなうのに対して、判断停止をいや応なく被っているともいえる分裂病者のおこなう「内省」は当然、フッサールのいう「先験的反省」と密接な関わりをもつことが予測されよう。

以上のような方法上の難点を避けるためには、まず症例を吟味選択する必要があろう。すなわち、単に内省の過剰な症例ではなく、内省することそれ自体が問題となっているような病者をとり扱わねばならない。われわれはこれに該当する症例を以下に二例掲げ、彼らの自己陳述から内省の構造に接近していきたい。ただし、ここで断わっておかねばならないのは、そのようにして明らかになった内省の構造(の異常)にただちに「分裂病性の」という形容詞を付すことには、今しばらくは慎重でありたいということである。というのも、ここでとりあげる症例は、いずれも臨床診断学的には、文句なしに分裂病とすることがためらわれるような、どちらかといえば分裂病の辺縁群ないしは境界領域に属すると思われるような症例だからである。もっとも、分裂病という診断を産出性症状の有無や人格変化の有無にとらわれることなく、もっぱらそれらの根底にある基礎障害に対してのみ用いるという立場をとるとすれば、話は別である。ブランケンブルクの症例アンネが分裂病であると同じ程度に、われわれの患者も分裂病であるということになるであろうか。いずれにせよ、分裂病の診断というのは別に独立して扱わねばならない大問題である。しかしながら、分裂病に関する疾病論的論議は、さしあたってはわれわれの目的ではない。本論で言及したことが、分裂病者一般についても妥当するか否かは、さらに多くの症例を用いて検討する必要があろう。ここであげる症例がどちらかといえば特殊例に属するだけに、このことはいっそう不可欠であるように思われる。

二　症例呈示

次にあげるのは、持続的に「他の人と違っている《アンダースザイン》」という感じを抱いている患者で、臨床症状としては周期的に出現する抑うつ状態と躁状態がみられる。臨床診断学的には「笠原・木村分類(4)」のⅣ型うつ病ないしは「境界例」という診断がふさわしいかもしれない。

〔**症例1**〕

現在二一歳の女性。一九歳時に初発。年に一〜二回の病相期がみられるが、いずれも比較的短期間に人格変化を残すことなく消褪する。しかし病間期の社会適応は決して良いとは言い難い。

母親は、例えば筆者との面接時において、一方的に自分の考えだけを語り、こちらのいうことには全く耳を貸さないといった態度を示す。患者の増悪に際しても、ただ混乱するだけで具体的な処置をとることができない。この母親自身、若い頃に精神病に罹患し（病名不明）、二回ほどの入院歴がある。子供に対しては、決して表立った強制はしない代わりに、少しでも母親の意向に反することを患者がしようとすると、不機嫌になったり内心の動揺を露わにする。そのため、特に母親思いの患者の方が母親を気づかって自分のしたいことをあきらめるというパターンが子供の頃からできあがっている。父親は、母親よりは「自分のしたいことをさせてくれる人」であるが、全体に影が薄く、「趣味を生きがいにしている人」である。患者が、「昔からしょっ中母がヒステリーを起こすので、そんな時父が母をなだめるのに大わらわだった」と述べているように、家族全員が母親にふりまわされてきたといった観がある。

患者は幼少時よりひ弱な体質で、無口でおとなしい子だった。幼稚園の頃、男の子にいじめられるのを嫌がって通園しなくなり、別の幼稚園に転入させたらやっと通い出したという。患者自身、「ずっと言語障害で、ほとんど人と喋らなかった。小学校に入って少しは喋るようになったが、いつも受け身で聞かれたことに答えるだけだった」と述べる。中学校までは「勉強ばかりして過ごし」、成績もトップクラスだった。高校に入ってまもなく、「勉強に何の意味があるのかと考えるようになって」、以前のように勉強に身が入らなくなった。一時、「学校をやめようかと思ってノイローゼ状態になって」、しばらく学校を休んだが、このときは自分で何とか立ち直ることができた。その後はしかし、勉強が負担になってきて、「がまんにがまんを重ねて勉強しなければならなくなった」。母親は患者の苦労を見かねて、大学進学をあきらめるように勧めたが、このときばかりは母親のいうことを聞かなかった。母親によると、このとき初めて親に逆らったという。

第一志望の四年制大学は「母親が反対したのであきらめて」、地元の短大に入学。高校生活に比べてさまざまな点で自由度の高い大学生活は、患者の内部に急激な混乱を生じさせることとなった。それでも入学した年の五月頃までは、「一番で卒業する」という意気ごみでがんばったが、しだいに抑うつ的になってきて、同年七月、レポート提出の課題に直面して「何も書けない」と言って困惑状態をきたし、急速に抑止に陥った。以後、卒論作成時および、卒業後、就職の決まった会社での試雇用期間中に同様の抑うつ状態をきたしている。抑うつ状態ではきまって、後に述べるような「人と違う《アンダースザイン》」感じや「常識の欠如」感などが強まり、しばしば自殺を試みる。また、大学の友人たちと徹夜で話したりゼミでの討論の際、「自分の考えがうまく言葉にできて、みんなも自分のことを理解してくれたようなとき」、いつも決まって「どこへいってもみんなが自分を見ているような気がしてきて、みんなが自分のうわさをしているように思えてくる」。このような関係念慮からしばしば、「世の中や自分の将来のことがすべてわかってしまう」という張りつめた誇大感へと至り、躁状態をきたす。躁状態では、主に将来の願望——医学部に入って医者になるとか、イギリスに留学するとか、通訳になるとかという一挙に高みに登りつめ《フェアシュティーゲン》ようとする願望——について語り続ける。またこのとき、明白な幻聴も自我障害を思わせるような思考障害も認められないが、次のような、それらの萌芽ともいうべき体験が出現する。

「自然に言葉が出てくる。人に喋らされているみたい。誰かがAやBやCという記号を発信して、それがぱっと頭の中に入って、その記号が組み合わさって言葉になって自然に口から出てくるみたい。私はつまりアンテナみたいなもの。」

これらの躁状態やうつ状態は、通常一～二ヵ月で消褪する。しかし病間期でもささいなことで抑うつ的になる傾向がある。また青年期にある病者（必ずしも分裂病者だけに限られない）一般に共通した特徴であろうが、患者にとって常に問題となっているのは将来の進路の選択である。またこれと関連して、発症を準備する持続的な布置として無視できないのが、上述のような患者と母親との関係である。患者自身、「まだ将来への準備段階にいるのに、勉強しないで早く結婚しろというふうな一方的な決めつけをする母に、逆らうと母が傷つくので何もいわずに従ってきたのが原因で病気になった」と述べる。しかし抑うつ状態では「母に対する思いやりが欠けていた」という自責感がみられる。また躁状態では、「母とは何でも気持ちが通じあえる」という一方、母親に対して批判的となり、家出をしたり、母親との対決の姿勢もみられるようになる。しかしこの対決は、母親の側での受け入れの困難さ——患者が自分の考えを話すと母親はひどく狼狽してしまう——もあって、真に実りある対決には至らない。

さて、この患者が発病以来くり返し訴えている、「人と違う《アンダースザイン》」感じとは、次のようなものである。

「大学に入って、自分は今まで勉強ばかりしてきたために、世間のことは何も知らないことに気づいた。勉強にしても、今までは言われたことだけやっていればよかったけど、大学では自分からやろうと思わなければできない。私には自分からやりたいと思うことが何もないことに気づいた。私は与えられたものしかこなすことのできない人間。人と喋るときでも、私はただ聞いているだけ。自分から言葉がでてこない。頭の中のことを整理して言葉にすることができない。私は一般の人と異なった頭をもっている。普通の人がやっていく常識的な茶飯事のことが全くできない。例えば、勉強以外の時間をどうやってすごしたらいいかわからない。他の子たちは買い物したりスポーツしたりして自然にすごしているのに、私はまるで時間のすごし方がわからない。」

この陳述からもわかるように、「自発性の欠如」や「自明性の喪失」などがこの患者では「普通」からの偏倚、「他の人たちとの違い」として感じとられている。患者は「他の人と違う」人間、「他の人と同じものが欠けている」人間として、執拗に自己を規定し続ける。そこで得られるのはすべて、一種の「欠如態」における自己規定であるといえよう。

このような自己規定を患者はどこから受けとってくるのであろうか。内容的にはそれは何ら妄想的な色合いを帯びたものではないし、ことさらに誇張して表現されているわけでもない。それは、ヴュルシュの患者アンナやブランケンブルクの患者アンネがしたのと同様に、自分自身に対して「冷静で客観的な観察」を加えた結果なのである。ただしわれわれの患者では、この観察は気分変調の影響を多かれ少なかれ被っているのに対し、アンナやアンネにはそれがみられないという点で両者はやや趣きを異にしてはいる。とはいえ、メランコリー患者にしばしばみられるような自己卑下傾向や自信喪失――それらは抑うつ気分の存在と生来の要求水準の高さという点から理解可能であるし、またたいていの場合、主観的で誇張されたという印象を与える――とも明らかに異なっている。われわれの患者は、躁状態の極期においてすら、決して自分自身に対する自己観察をやめることがなく、「他の人と違っていること」を訴え続ける。この事実を考えてみただけでも、患者の自己観察は単に気分変調からのみ生じたものでないことは明らかであろう。

ほかならぬ、この「冷静で客観的な自己観察」こそが、いわゆる「内省型」の患者の特徴をなすものである。そしてこのような自己観察から患者は欠如態としての自己規定を得る。ところで、われわれの患者では、このような直接に自己規定の内容を与えるような自己観察とは一見異なっているように思われる、次のような自己観察もみられる。

「人と一緒にいるといつも、みんなの中にいる自分と、それを客観的にみている自分とふたりいる。どんなに夢中になっても、外からみている自分がいていつも醒めている。心から人の中にとけこめない。外の自分がいつも自分を管理しコントロールしている。人と喋っているときも、他人の言葉を聞くのは外の自分で、それを内の自分に伝えて、それを聞いて内の自分が喋りだす。外の自分が指令したことを内の自分が喋る。」

この、いわば「自己分裂」感ないしは「スプリッティング」ともいえるような「自己観察」は、前述のそれとは異なっている。前述の「自己観察」は大学入学直後に始まったのに対して、この自己分裂感としての自己観察はすでに高校に入学した当時から持続的に感じていたものだという。両者の違いはわれわれの考察にとってきわめて重要である。しかしこれについては後にあらためて述べることにして、次の症例に移ろう。

次にあげる患者は、長年来「ゆとりの欠如」や「自然さの欠如」を訴え続けており、また同時に、自己視線恐怖、醜貌恐怖、忌避念慮、自己関係づけなどの対人恐怖の症状が続いている。さらに、幻聴、迫害妄想、考想察知、作為体験などが一挙に出現する急性憎悪《シューブ》をこれまで頻回にきたしているが、いずれもきわめて短期間――ほぼ一～二週間――のうちに人格変化を残すことなく消褪している。したがって、この急性シューブはむしろ、平素の対人恐怖症状が一過性に代償不全に陥って出現したマイクロサイコーシスとみなすのが適切だと思われる。だから、臨床診断学的には「重症対人恐怖[5]」ないしは「思春期妄想症[6]」とするのが適当であろう。実際、これと類似の症例は村上靖彦の記載[6]の中にもみられる。

〔症例2〕

現在四二歳の男性。初回の急性シュープは一八歳。上述の対人恐怖症状は中学生の頃から少しずつ始まったらしい。軍人だった父親は患者が五歳時に病死。母親は教師をしていたが、患者が四歳時に病死。唯一の同胞である弟は精神病(病名不明)で、患者が二三歳のときに病死している。

両親の死亡後、患者と弟は伯父一家にひきとられて育てられた。そこでは従兄たちにいじわるばかりされて、あまりいい思い出はないという。もともと、無口で恥ずかしがり屋。周囲からも遠慮しすぎると言われてきた。幼少時の自分について患者は、「小さい頃からおかしな子だったと思う。友人が、ぼくの自己紹介のしかたとか、サッカーの試合中に石垣に激突してもボールを離さなかったという行動をみておかしいと言っていた。授業中、手もあげられなかったし、運動神経はゼロだった」と述べる。

中学一年の頃、「ぼーっとして、勉強が手につかなくなり、人の言ってる言葉の意味がよくわからなくなって」、精神科を自ら受診し、「神経衰弱」といわれたことがあるという。この頃から、「人前で思うように話ができないこと」、「自分の目つきがおかしいこと」に悩み出した。中学校を卒業したのち、木工職人としてあちこちの職場を転々とした。最初の急性シュープは、一八歳の頃。ある映画をみて感激し、「映画の主人公にあこがれているうちに自分がその主人公になってしまっておかしくなった」という。その後もしばしば、このような映画や小説の主人公との同一視がきっかけとなって急性シュープをきたしている。あるいはまた、仕事上でのささいな失敗が契機となることもある。例えば、あるとき職場の社長が一日留守をすることになって、社長の分まで仕事をやっておくように頼まれたが、その日のうちに全部できなかったとき、「ばかな奴だというささやき声がきこえてきて」、一両日中に急激に考想察知や作為体験が出現するに至った。後にわかったことには、社長は全部やっておくように患者に頼んだわけではなく、できるだけやっておくようにと言ったのだった。仕事の量は誰がみてもひとりで一日でやるには多すぎる量だったという。

元来、この患者には、「常に人の前を走っていないと気がすまない。どんなことでもトップでないとおちつかない」という、自分自身への要求水準の高さがみられる。以前、クレペリン検査や記銘力検査が施行されたとき、かなりいい成績をおさめたにもかかわらず、「全部できなかった」ために「自己嫌悪」に陥ったという。

筆者が主治医としてこの患者の治療を担当するようになったのは五年前からである。面接中にはそれほど硬さは感じられず、むしろ十分心を開いているという印象を与えるが、行動はどこかぎくしゃくとしていて優雅さに欠けるところがある。面接時には毎回、次のような対人恐怖症状や自分が「ふつうと違っている」点がいささか自己嫌悪の色調を帯びて語られる。

「自分の眼つきはおかしい。他の人たちと違う特殊な眼。これは人間の眼じゃないように思う。顔も子供かおとなかわからないようなおかしな顔。美しさがない、小さくてみにくい顔。自分の声も顔も大きらい。」

このような醜貌恐怖ないしは醜貌妄想は、ときに「自分の顔や体がだんだん小さくなっているように思う。骨がとけていってるんじゃないか」という、自己身体の変形妄想ないしはセネストパチーの形をとることもある。対人恐怖症者によくみられるような、忌避念慮や関係妄想はこの患者でもしばしば生じる。

「外出して喫茶店に入ったら、隣りに坐っていた人があわてて出ていった。僕をみて気味悪がって逃げたんだと思う。」

この患者にもまた、症例1の患者と同様に二種類の「自己観察」がみられる。第一の、直接に自己規定を与える自己観察は、次のようなものである。

「あせりすぎる。仕事もひとりでがむしゃらにつっ走ってしまう。普通の人のようにひと呼吸おいてやるということができない。適当に人に喋ったりしながらゆったりと仕事をするということができない。人との協調性がない。人と人とのチームワークがない。だからみんなに嫌われていると思う。生意気な奴だと思われている。人の顔をよく忘れる。普通の社会人ならおぼえているはずなのに。信号を渡るときも早すぎたり遅すぎたりする。歩くこと自体、動くこと自体はちゃんとできるのに、どうしてゆったりと自然でいることができないんだろう。町を歩いていても、他の人たちはみんなゆっくりと歩いている。みんなゆとりがあって自然。ぼくはタイミングやリズム感が悪い。目測がなくって距離感が的確につかめない。」

このような「自然さ」や「ゆとり」の欠如は、彼の行動を外側から観察してみてもある程度納得がいく。例えば入院中の作業療法での仕事ぶりをみても、彼がいう通り、ひとりだけで猛烈なスピードでこなしているのが目につく。そのうえ、そのやり方は角ばっていて、どこか不自然な感じを受ける。看護者や作業療法士の意見もこの点で一致しており、この患者を担当しているある作業療法士によると、「ソフトボールでボールをとるときよく金網にぶつかったりする。いつも力を入れてばかりで、常に力が抜けないという感じを受ける。トランプやダンスなどでは、相手を自分のペースにひきこんでしまったり、相手を全く無視してひとりでやってしまうことが多い」ということである。患者自身も、「キャッチボールを受けるときタイミングがつかめない。グローブを早く出しすぎたり、遅く出しすぎたりしてしまう。職場の流れ作業でも、ちょうどいいときがつかめない。機をみて、流れをみてやるということができない。要するにすべての面で基礎ができていないんだと思う。これは両親にちゃんとしつけられなかったのが原因かもしれない」と述べる。このような対人的作業面にあらわれた、「タイミング」をとらえることの困難さは、ブランケンブルクが記載した[7]、二人でおこなう椅子張りの作業のこつがのみこめない分裂病者を思いおこさせる。*

* ブランケンブルクは、慢性内因性精神病者の仕事《ライストウング》の能力に関するすぐれた論文のなかで、分裂病者の仕事能力は「連携行動において最も深く障害されている」ことを指摘している。そして、この椅子張り作業の困難さは、「そのつどの実際の相互性《ミットアイナンダー》」の困難ではなく、「その前提である超越論的・間主観的な構成に起因する」ような困難さなのだという。われわれの患者のいう、「すべての面での基礎」としての「タイミングをとらえること」も、単にそのつどの状況の経験的領域における技術的問題なのではなく、このような、それに先だって構成されていなければならない超越論的領域に属することがらとしてとらえられるべきである。

さて、次にあげるのは、以上のような直接に自己認識を与えるような自己観察とは異なる、第二の「自己観察」である。

「自分を意識しすぎる。たえず自分で自分を見つめている。自分を見つめすぎるからテレビなど見ても頭に入ってこない。人と話してる最中でも自分ばかり見つめていて、相手が何を話しているかよくわからない。二秒前に聞いた話をもう忘れている。瞬間、瞬間に忘れてしまう。」

この患者ではまた、次のような被注察感も同時にみられる。

「大勢ひとがいるところだと落ち着かない。絶えず人に見られているような気がする。外出したときも常に圧迫感がある。町を歩いていても心の中までみすかされるように感じる。」

この、いささか「舞台であがる《ランペンフィーバー》」体験に類似した被注察感は、「自分で自分ばかり見つめる」自己観察と大いに関係があるだろう。つまり、この患者では、「自分で自分をみつめる」ことは、同時に「他人が自分をみつめる」という体験でもあることを意味しているように思われる。

三　事後的内省

われわれは前述の症例において、二種類の自己観察を指摘しておいた。この二つの自己観察がおのおの全く無関係のものでないことはいうまでもない。それどころか、両者は互いに密接に絡み合っている。ひょっとしたら、この二つは同じ一つの自己観察の単なる二側面にすぎないのかもしれない。それでもやはり、われわれの考察にとっては両者を区別しておくことが必要であり、有益でもあるように思われる。

まず、第一の種類の、自己規定や自己認識を与えるような「自己観察」はどのような形式のものであろうか。症例において、「他の人と違う人間」という自己規定が生じる場合、そのように規定する自分と規定される自分とははっきり分かれている。つまり「自分をとらえる自分」（主我）の「とらえられる自分」（客我）に対する優位関係が成立しているわけである。*

＊　人が「自分自身」についてそもそも語りうるためには、このような主我の客我に対する優位関係の成立が不可欠であることはいうまでもない。意識清明な状態で、この両者の関係が危機に瀕する場合については、例えば急性緊張病状態のことを考えればよくわかるだろう。あるいはまた、滅裂言語を示す分裂病者もこれに該当するかもしれない。とはいえ、この主我の客我への優位関係が、ただ単に自己陳述可能性という形で維持されているからといって、そのことがただちに分裂病性の自我障害が無いことの証明にはならない。つまり、「自分がない」とか「自分がわからない」という表現で自己規定不能性を訴える分裂病者は多いが、彼らがいっているのはまさにこの主我の客我への優位関係の不成立のことなのであろう。例えば、安永もこのような分裂病者の自己把握不能性を、パターン理論から、「自分をつかまえる構造」すなわち、パターンA（この場合は主我）のパターンB（客我）への優位自体がないことの直接的表現であると述べている。[8] このような患者でも、自己陳述の際には「自分がない」ことに内省を加えて、「自分がない」という自分を対象化している。その限りにおいては「自分がないという自分」を対象化する自分（主我）の対象化される自分（客我）への優位は保たれているということはできる。とはいえ、患者が現実の状況で被っている「主我の客我への優位関係の不成立」とそのような事態を言表にもたらす際の主客関係とは全く次元を異にするものであろう。

このような自己観察が生まれるとき、病者はどこに観察の眼を向けているのだろうか。症例1の患者では、新しく始まった大学生活を契機に、「今まで勉強ばかりしてきたために世間のことは何も知らない人間」という自己規定がなされた。「いわれたことだけやっていればよかった」高校時代までの生活とは違って、大学生活ではさまざまの面で自分自身の考えに基づいて行動しなければならない。行動の指針は決して外部からは与えられない。彼女が支えとしてきた勉強においても同じで、大学では「自分から」やりたいと思うことをやらねばならない。彼女がいう、「自分からやりたいと思うことが何もない」ということは、単にそのつどの興味の対象が見つからないというだけのことではなく、自分自身の内部に行動の指針をもてないことを意味している。おそらく大学に入る以前からこのような事態は生じていたのであろうが、「勉強にかまけることで気づかずにすんでいた」のだという。

症例2の患者では、キャッチボールをうまく受けられなかったり、作業でひとりだけ独走してしまったりという体験から、「タイミングをつかめない、ゆとりのない」人間という認識が生じた。ここで観察の眼はすでにもう一定のしかたで世界へと現出してしまっている自分自身に向けられている。それは、ある意味では過去の自分へと向けられた回顧的なまなざしである。*

* 「ある意味で」というのは、この観察の眼は必ずしも通常の時間的過去にだけ向けられているわけではないからである。過去といってもそれは現在に与えられている過去であり、むしろ「既在性」(**Gewesenheit**)ないしは「被投性」(**Geworfenheit**)と呼ぶのがふさわしいだろう。患者たちが自らの自己規定を語るのに、まずもって「現在形」の抽象的表現で語り、具体的な過去の体験は、改めて質問されたときに始めて語られることが多いのも、このことを物語っているだろう。

A・シュッツ[9]は、自己把握のしかたを他者把握のしかたから区別して、自己把握は内省によって、つまり自分自身へのふり返りによって、ただ「完了時制」においてのみ可能だと述べている。果して自分自身との同時性における自己把握が全くありえないかどうかは疑問であるが、それはさておき、少なくともわれわれが今述べた、「すでに一定のしかたで現出してしまっている自分」へと向けられた自己観察のあり方は、シュッツのいう自己把握のしかたと同じものであろう。われわれは、このように、何らかの体験をした後に始めて、その体験において表出されてしまっている自分へのふり返りとして与えられるような自己観察の形式を、「事後的内省」と呼んでおきたい。*

* 「事後的」と名づけたのは、後に述べるもうひとつ別の内省の形式から区別するためであるのはいうまでもないが、一方で、フロイトのいう「事後性」の概念[10]のこともいささか念頭にあったためである。つまり、この形の内省は、常に体験に何らかの意味を与えるものである。ただし、フロイトがこの概念を用いて説明したのは、かなり遠い過去の体験の再解釈や意味の修正であるのに対して、われわれの患者では、ごく最近の体験ないしは直前の(たった今の)体験、あるいは遠い過去の体験であっても現在まで生きられている体験が主に問題となっている。

「事後的内省」は、われわれが日常用語で「反省」とか「内省」とかよぶものとその形式上はとくに異なるところはない。例えば、「自分は悪いことをした」と反省する場合、反省の対象となるのは、すでに悪いことをした人間として世界へと現出してしまっている自分である。いわゆる「内省型」の患者において一般に「亢進している」とみなされる「内省」もこのような「事後的内省」であろう。われわれの患者においても、普通よりずっと頻繁にこの内省が生じている。「事後的内省」に限っていえば、「内省型」の患者では内省の「量的亢進」がみられるということができよう。その意味で、ブランケンブルクが内省性の亢進を代償可能性とみなしているのは正しいといえる。

四　同時的内省

さて次に、「事後的内省」とは異なったもうひとつ別の自己観察をみてみたい。症例1の患者は、「人といるといつも、みんなの輪の中にいる自分とそれを客観的にみている自分と二人いる。どんなに夢中になっても外からみている自分がいていつも醒めている」と述べ、症例2の患者は、「自分を意識しすぎる。絶えず自分で自分を見つめているからテレビなどみていても頭に入ってこない」と述べている。「事後的内省」が生じているときは、内省を加えることが意識の中心をしめていた。それは、健康者のおこなう「反省」や、現象学者が「生の勾配」に逆らっておこなう「判断停止《エポケー》」ほどに意図的とは決していえないまでも、半ば意図をもっておこなわれていたといってもよい。ところが、今あげた持続的に「自分で自分をみつめる」という自己観察は、逆に自分自身以外のことに意識を向けようとしたときに不本意に生じてきてしまうものである。そのため、普通なら「われを忘れて」いるはずの、日常的な素朴な体験のまっただ中にあっても、われわれの患者は決してわれを忘れることがない。「どんなに夢中になっても……心から人の中にとけこめない」のである。もちろん、健康者の日常的体験のさ中においても、「自己意識」とよばれる程度の自分への意識性は保たれているだろう。しかしそれは、サルトル(11)が「自己(についての)非措定的意識」と括弧つきでよんでいるように、常に背景に退いたものである。この、通常の、反省以前の素朴な体験に伴われている「自己意識」は、自己を意識しているということそれ自体は意識にのぼらないような意識である。ところがわれわれの患者では、この「自己意識」がことさらに、半ば強制的なしかたで意識にのぼってきてしまうことになる。これはまた、ふつう「自意識過剰*」とよばれている事態と、一脈通じるところがあるかもしれない。

* レイン(12)によると、真の自己としての「身体化されない自己」とにせ自己体系としての「身体化された自己」とに分裂している分裂病質者では、前者の後者に対する高度に批判的な観察がみられるという。そのため分裂病質者は「おそろしいほど自意識的」であるという。さらにレインは、「自意識」には「自分自身による自分自身についての意識性」と「ほかの誰かの観察の対象としての自分自身についての意識性」との二つの側面があり、分裂病質者ではそのどちらもたかまって、「強迫的性質」を帯びているという。前者は「自己自身にとっての自己」についての意識で、後者は「他者の眼に映ずる対象としての自己」についての意識として一応区別することができよう。その場合、症例1の患者の「自己意識」は

より前者の方に、症例2ではより後者の方にアクセントがあるだろう。

このタイプの自己観察では、「事後的内省」の場合のように、何らかの体験をした後になって、自分自身へのふり返りとして観察が生じるわけではない。「事後的内省」においては、観察の眼は「すでに一定のしかたで世界へと現出してしまった自分」に向けられていたのに対して、ここでは、「まさに今、世界へと現出しつつある自分」に観察の眼が向けられている。ここでとらえられる自己は、「完了時制」の相のもとでの自己ではなく、今の瞬間における自己、自己自身との同時性における自己である。このような「自己観察」を、先に述べた「事後的内省」から区別して、「同時的内省」と名づけておきたい。

「事後的内省」では「みつめる自分」と「みつめられる自分」との間には主体 - 客体関係が成立していたが、「同時的内省」ではどうであろうか。「絶えず自分が自分をみている」という患者の言葉の上では、一見したところ、「事後的内省」と同様の主体 - 客体関係が成立しているかのようにみえる。しかしこれは、「同時的内省」という事態を言葉で表現したときにはすでに、この事態をあとからふり返ること――つまり「事後的内省」を加えるという操作――がなされているためにすぎない。このような言語加工は棚上げにして、「同時的内省」の体験それ自体を考えてみるなら、そこでは「みる自分」と「みられる自分」との間には端的な主体 - 客体関係はまだ成立していないことがわかるだろう。「主体」は、人と喋ったりテレビをみたりという、現実のその場その場での経験的行動をする「主体」であると同時に、その場面を背後からみつめている「主体」でもある。どちらかが他方に対して優位にたっているわけではない。自己を自己自身がみていると同時に、自己は自己自身によってみられてもいる。「同時的内省」は「みること」と「みられること」が同じひとつのこととして体験されるような事態である。*

＊「みること」と「みられること」の同時的体験はおそらくその性質上かなり不安定なものであって、通常はどちらか一方の面がより前景にたった形で体験されるものと思われる。「同時的内省」が「みること」の方に傾いて体験される事態であるとしたら、一方「みられること」の方に傾く体験として、「被注察感」をあげることができるかもしれない。実際、症例2の患者ではしばしば「被注察感」が生じている。「被注察感」の場合、さしあたっては他者のまなざしによって視覚的に見られることとして訴えられはするが、「みられる」のは決して視覚的意味だけにはとどまらない。ブランケンブルクがビンスヴァンガーの概念[13]を他者との出会いの構造に適用して述べた[1]、「まなざしを向けること」と「向けられること」との「人間学的均衡」(**anthropologische Proportion**)という考え方は「自己意識」にも適用できるかもしれない。つまり、健康者の「自己意識」は「自分をみつめること」と「自分にみつめられること」とが一種の「人間学的均衡」を保っていて、それゆえ、ことさらに「意識」にのぼることがない。それにひきかえ、「同時的内省」では「自分をみつめること」の極の方へと、「被注察感」では「(自分に)みつめられること」の極の方へと傾いてしまう。両者は、この「自己意識の人間学的均衡」の破綻の二形式であるということになろう。

さらにまた、さしあたっては視覚体験として与えられる「対鏡症状」も、臼井ら[14]も指摘しているように、「(鏡像)自己をみる」と同時に「(鏡像)自己によってみられる」体験である。その意味では「対鏡症状」は「同時的内省」に類似しており、「外的知覚の形をとった同時的内省」といえるかもしれない。

コンラートが急性分裂病性シューブの残遺状態のひとつとして記載[15]した「意識にのぼる内省性」もまた、われわれのいう「同時的内省」にあたると思われる。次に参考までにコンラートの症例をあげておきたい。

〔**コンラートの症例一〇八**〕(抜粋)

「……今では彼はもう以前のような素朴な生活を送ることができなくなった。今は、彼はいわば自分で自分をながめるようになった。こういうことは以前にはなかったことである。以前なら彼はどんなことであれ、全く意識することなどなかったし、

今のように絶え間なく自分自身を意識するようなひとときをすごした憶えもまるでない。……」（傍点筆者およびコンラート）

この患者では、急性シュープ消褪後、決断不能性や集中困難などの残遺症状に伴って、このような絶え間ない内省が出現しており、われわれの患者とは臨床症状その他の点でやや異なるものと思われる。しかし、この患者の内省が、持続的に「自分で自分をみつめる」という形で生じ、さしあたっては自己規定も自分自身への意味づけをも伴わないという点は「同時的内省」と同じ形式のものだと思われる。

「同時的内省」は、みることが同時にみられることでもあるという、二つの主体の同時的成立をその特徴とするような体験であるが、このような体験は、われわれの素朴な日常体験では通常は生じない。しかし、自己と自己との閉じられた関係ではなく、現実の他者との関係ではどうであろうか。現実の対人状況はいうまでもなく、主体としての自己と主体としての他者との関係から成り立っているのが普通である。つまり、二つの主体の同時的成立という構造こそまさに、われわれの通常の他者体験の特徴をなすものである。その意味で、「同時的内省」という形での自己の自己自身への関係のあり方は、現実の対人場面における自己と他者との関係のあり方に、その構造上近似しているということができよう。このような、「同時的内省」において成立するような主体性は、「事後的内省」におけるような、「みる自分」と「みられる自分」との間に成立する一方向的な主体性とは異なっている。木村[16]もまたこの二つの主体性の違いについて、現実の主体自己と主体他者との関係における主体性こそ真の主体性であり、反省的な自己意識――われわれのいう「事後的内省」――における主体性は形式的な主体性にすぎないことを指摘している。

ここで、便宜上「同時的内省」における「みる自分」、「とらえる自分」の側の方に視点をおいてみるなら、「みる自分」がそのときみようとしている自分自身は、「事後的内省」におけるような、「すでに世界へと現出しおえた自分」の姿ではなく、「まさに今」、現出せんとする自分である。このような把握のしかたも、主体他者を把握する場合にはわれわれが普通におこなっているようなしかたのものである。つまり、シュッツが「他者把握」の形式として記載[9]した、「反省作用なしに」、「生き生きとした現在において」、「われわれという同時性において」とらえるという特徴を有している。

　このように、一般的には他者との関係においてみられるような主体性の成立や対象把握の形式が、自己との関係においても持続的に――一時的になら誰にでも生じうるだろう――みられるということは、彼らの自己のあり方が多少なりとも他者性をおびていることを示唆しているのではないだろうか。

　最後に、「同時的内省」のもつ自己統制的側面について触れておきたい。症例からもわかるように、「同時的内省」は他ならぬ「人といるとき」に生じる。われわれは通常、現実の対人関係、とくに「われを忘れて」相手との話や遊びに夢中になっているときには、いちいち自分の言動を監視しようとはしない。例えば会話の状況で、われわれはあらかじめ何を話すかは大して考えることなしに――漠然と思い描いてはいても――いきなり言葉を語る。自分の言表に即して表出された自分の姿がどんなものであったかは、語り終えてはじめて、自分自身にとって明らかとなる。ところがわれわれの患者では、自己表出はあらかじめ自分自身による統制をうけている。例えば症例1の患者は、「他人の言葉を聞くのは外の自分で、それを内の自分に伝えて、それを聞いて内の自分が喋る。外の自分が指令したことを内の自分が喋る」と述べている。彼女のこの表現を文字通りに受けとること――つまり、明白な作為体験のように、「内の自分」は語るべき言葉の細部に至るまでそのつどあらかじめ「外の自分」から命令されているとみなすこと――はできないであろうが、かといって単なる比喩的表現として片づけることもできない。これは作為体験との境界線上にある体験だが、しかし意味上はまさに作為体験とは逆の、あくまで自分を自分自身によって「管理し、コントロールしよう」とする営みである。先に述べた、これらの患者では自己の自己性が危機に瀕していることを考えあわせるなら、自己統制としての「同時的内省」は自己を他者の手に委ねてしまわないための必死の――しかし、応急的な――防御策だとみることもできよう。

会話状況での意識的な自己統制がもっとよくわかるのは、症例2の患者の場合である。例えば彼は、友人と出会ったときなどに、「気軽に野球の話など出す人のように」ふるまおうとするが、「実際には、あいさつしたっきりであと何も喋れなくなってしまう」。彼はまた、しばしば筆者との面接時に、話すことをあらかじめ書いてくる。それも内容だけのメモではなく、実際に語る言葉通りに、冗談までも書いたノートをたずさえてやってきて、読みあげるのである。芝居ならともかく、台本のある冗談を聞かされたとき、こちらは「不自然」な感じを受けることはいうまでもないだろう。つまり、彼は「気軽に野球の話が出せたり冗談を言ったりする人物」という役割をあらかじめ演出するのであるが、皮肉なことに彼が苦労して人為的につくりだした「自然さ」はもはや「自然」ではない。この、自己統制の加えられた自己表出のもつ「不自然さ」は彼自身にも感じとられていて、そのためますます彼は「自然さ」をつくりだそうとして、自己統制としての「同時的内省」を強化するという悪循環に陥ることになる。しかし、「自然さの欠如」と「同時的内省」の持続とはもとより全く別の事態ではなかろう。笠原もまたスプリッティングとしての病感が「〈何かを欠く〉という欠如感覚の延長上にある」ことを指摘している。(17)おそらくは、「同時的内省」が絶え間なく生じるということ自体が「自然さの欠如」という事態に他ならないのであろう。

五　結　語

いわゆる「内省に富んだ」、分裂病圏の患者の示す「内省性」はいかなるものであるかについて考察を加えた。「事後的内省」と「同時的内省」という、内省の二形式を区別し、いわゆる「内省型」の患者では前者が亢進するだけではなく、後者が持続的に出現することを指摘した。しかし、「同時的内省」を、健康者には全くみられない、質的に異常な内省形式とみなすことはできない。むしろ、「事後的内省」と「同時的内省」は、一般的な「内省」の構造を形成する二つの契機としてとらえるべきであろう。そして、ただ両契機のあいだの均衡が保たれている限りにおいてのみ、「同時的内省」はそれとしてことさらに意識されることがないにすぎない。

文献

（1）ブランケンブルク『自明性の喪失』（木村・岡本・島共訳）、みすず書房、一九七八年。
（2）Wyrsch, J.: Über die Psychopathologie einfacher Schizophrenien. *Mschr. Psychiat. Neurol.* 102 ; 75, 1940.
（3）フッサール『デカルト的省察』（船橋弘訳）、中央公論社、一九八〇年。
（4）笠原嘉・木村敏「うつ状態の臨床的分類に関する研究」『精神経誌』七七巻、七一五頁、一九七五年。
（5）笠原嘉・藤縄昭・関口英雄・松本雅彦『正視恐怖・体臭恐怖』医学書院、一九七二年。
（6）村上靖彦「自己と他者の病理学」湯浅修一編『分裂病の精神病理７』東京大学出版会、一九七八年。
（7）Blankenburg, W.: Zur Leistungsstruktur bei chronischen endogenen Psychosen. *Nervenarzt*, 41 : 577, 1970.（木村敏編・監訳『分裂病の人間学』医学書院、一九八一年）。
（8）安永浩『分裂病の論理学的精神病理——「ファントム空間」論』医学書院、一九七七年。
（9）Schütz, A.: *Der sinnhafte Aufbau der sozialen Welt*. Suhrkamp Verlag, Frankfurt, 1974.（佐藤嘉一訳『社会的世界の意味構成』木鐸社、一九八二年）。
（10）ラプランシュ・ポンタリス『精神分析用語辞典』（村上仁監訳）、みすず書房、一九七七年。
（11）サルトル『存在と無』松浪信三郎訳、人文書院、一九六〇年。
（12）レイン『ひき裂かれた自己』（阪本・志貴・笠原訳）、みすず書房、一九七一年。
（13）Binswanger, L.: *Drei Formen missglückten Daseins*. Max Niemeyer, Tübingen, 1956.

(14) 臼井志保子・島弘嗣「分裂病者における対鏡症状について」『精神医学』二三巻、七六九頁、一九八一年。
(15) Conrad, K.: *Die beginnende Schizophrenie.* Georg Thieme Verlag, Stuttgart, 1958.
(16) 木村敏「自己と他者」『精神の科学1』岩波書店、一九八三年。
(17) 笠原嘉・金子寿子「外来分裂病(仮称)について」藤縄昭編『分裂病の精神病理10』東京大学出版会、一九八一年。

Ⅴ　村八分論

一　はじめに

まずはじめに、どのような観点から「村八分」というような主題が精神医学において問題となりうるのかという点について述べておかねばならないだろう。

当然ながら、ここでいう「村八分」は、主に民俗学がその研究対象としているような、日本の村落共同体にかつて存在した一種の慣習法としての「村八分」だけを指しているわけではない。そのような制裁慣習としての「村八分」は、近代法成立以降はしだいにおこなわれなくなり、現代ではほとんど姿を消してしまったが、「村八分（にする、にされる）」という言葉は現在も生き残って、ごく普通の日常用語としてわれわれの間に定着している。日常用語としての「村八分」は広く「仲間はずれ」を意味しており[1]、「村八分にされる」と言う場合、そこでは自分の所属する集団からの排除という状況が語り出されている。精神医学において「村八分」が問題となるのはさしあたってこの点においてである。

といっても、「村八分」の本質を単純に「共同体からの排除」として片づけてしまっては、多くの重要な差異をとり逃してしまうことになるだろう。いかなる精神病者であっても、程度の差こそあれ、内的あるいは外的な、共同体からの排除の意識をもたないものはいないからである。だから、どのような種類の排除が「村八分」としてとらえられ、また患者自身によって「村八分」として体験されるのかが問われなくてはならない。

さて、精神病者の中には、はっきりと共同体から「村八分にされている」という言語表現によって自らの妄想的体験を語る患者がいる。しかも、彼らの訴える「村八分」の内容をよく聞いてみると、それは以前、日本の村落共同体で実際にみられた制度としての「村八分」に、その本質的様態が驚くほどよく似ている。さながら、現在ではほとんど見ることのできなくなったこの旧習が、これらの患者たちの心の中にはいまだに生き続けているかのようである。彼らの体験は、われわれに、「村八分」の原点を考える上で重要な示唆を与えてくれる。

従って、本論文ではまず、旧来の制裁慣習としての「村八分」と、精神病者における「村八分」妄想*とを比較対照することを通じて、「村八分」とはいかなる排除の様態を表わしているのかについて考え、さらにこのような排除が妄想内容として出現しうるのはどのような心性に基づいてであるのかについても考察を加えてみたい。

＊ 近隣共同体からの排除を主題とする、このような妄想を、私は以前の論文(2)で、それ以外の被害・迫害妄想一般から区別して、「村八分」妄想と名づけた。この種の妄想を呈する患者たちは、その病前性格や発病状況などの点でいくつかの共通の特徴をもっている。それらについては以下の叙述において立ち入って述べる予定である。

二　村落共同体と「村八分」

かつての日本の村落は、単に一定の地域にいくつかの家が集まっているということによってだけではなく、その地域内の土地が村全体と個々の家とによって二重に所有されるという構造によって、また、農業などの生産を媒介として、おのおのの家が密接に結びつくことによって成立していた(3)。また、明治維新によって近代法が成立する以前には、地域の自治はある程度、各村落ごとにまかされていた。[4] 従って、明治維新以前の村落は、生活組織であると同時に生産組織でもあり、かつ最小の自治単位でもあるという重層的な性格を備えていたということができる。

このような村落共同体では、当然のことながら、村人の共同作業でおこなわれる仕事が多かった。そして、仕事の種類に応じて、何軒かの家からなるさまざまの労働の「組」がつくられていた。[5] 例えば、地方によって若干の相違はあるが、田植えや刈り入れなどの農業労働をおこなうのは、「ユイ」とよばれる交換労働の組織で、ある「ユイ」に属する家の田畑の作業はその「ユイ」に属する者が全員でおこなっていた。[6] そして、自分の田畑の作業で「ユイ」から借りた労力は、それと同等の労力でもって返済せねばならない義務があった。[7] また、道普請や寺社の修理など、村共有のものに関する仕事は、「モヤイ」「ヤクメ」などと呼ばれる組の共同作業としておこなわれた。[8] その他、個人の家の屋根の葺き替え、冠婚葬祭に関する仕事もすべて村人の共同作業であった。[9] 村人はこれらの共同作業への参加と相互扶助をおこなう義務を負うことにより、生活のほぼ全領域にわたって村落共同体に拘束されていた。

村落共同体の成員としてなすべきこれらの義務を怠った村人は、さまざまな制裁の対象となった。その際、これらの制裁を発動する主体は、先ほど述べたように自治組織の単位でもある村落それ自体であった。竹内利美氏の調査研究によると、制裁のうちで最も重いものは「追放」である。[10] これは、単なる偶然の集合からなる地域共同体にすぎない現代の多くの町や村で生活する者にとっては、それほど大きな意味をもちえないだろう。しかし生活や生産活動のほぼ全域にわたって村落全体の共同作業に頼らざるをえなかった当時の村人にとっては、村を追放されるということは生きる手段の完全な喪失を、従って死にも匹敵するほどの意味をもっていた。

この「追放」についで重い制裁が「村八分」であり、それは村落内の居住は許されるが、村人とのいっさいの交渉が絶たれるというものであった。[11] しかし、その絶交の度合いは地方によって若干の相違があったようである。「冠・婚・葬・建築・火事・病気・水害・旅行・出産・追善」という一〇種類の交際のうち、「火事」と「葬式」の「二分」

を除いて他の「八分」の交際を絶つから「村八分」と称するのだという説があるように、ごく一部の交際だけは許される地方もあった。[12] また、村寄合や祭事などの公的行事への参加が禁止されただけで、私的な交際は妨げられなかった村もあったという。[13] このことからわかるように、村八分の第一の目的は、当事者から村落共同体の成員という資格と地位を剝奪することにあったわけである。

実際にどんな場合に「村八分」が発動されたかというと、まず、殺人・放火・窃盗などの刑事犯的な罪を犯した場合があげられるが、これはそれほど頻繁におこるものではなかった。[14] 刑事犯的な罪以外に村八分の対象となった例を、守随一氏の調査から抜き書きしてみると、「道路普請、お宮の仕事、共有林の仕事等に出ていても怠けている者」や「デアイコーギ（部落共同の仕事）に出ない者」といったような、共同作業をする義務を怠った場合がある。[15] さらに、「村一般の事に応ぜず一人でやたらに頑張ってみたりする人。わがまま者、組の合議したことをきかぬ者。部落のきまりを守らず邪魔ばかりする者。宮座の若衆の規約に反した者、すなわち、故なく集会に出席せず、仮病が発覚した場合。多数のいうことを用いず、人の気に合わぬことをいって折れて出ぬ場合。自分勝手のこと許りして村の人と共同しない。祝儀不祝儀に人並のことをしないもの、組の規約に背くもの。「オコト〔村共同の休日〕だぞ」とふれがあるのにまちがえたもの。シコウやヂゲ〔村内の組〕等で決めた休日にも休まず、山の草刈り等した人」（傍点引用者）というような例があげられている。[16]

要するにこれらはいずれも村の規範に対する違反であるが、そこには「組の合議したこと」、「若衆の規約」、「組の規約」、「休日の取り決め」といったいわば成文化した規範に対する違反だけでなく、「村一般の事」、「多数のいうこと」、「人並のこと」というような、村落内のいわば「暗黙の常識」に近いような規範に対する違反も含まれている。「祝儀不祝儀に人並のことをしないもの」という場合の、「人並のこと」の内容としては、例えば結婚祝い、香典、病気見舞などをもらった場合に、自分の方でもそれと同額程度のものを返すという慣習があげられる。[17] その際、返しは多すぎても少なすぎてもいけない。[18] これは「ユイ」などにおける労力交換と同様の意味をもった義務と考えてよいだろう。*

＊ ここで「義務」と書いたものは、より正確には源了圓氏が「好意に対する返し」として述べている「義理」とみなした方がよいかもしれない。[19] 同氏によれば、好意に対する返し、信頼への呼応の現象がたんにその場限りのものに終らず、その社会の生活規範になったものが「義理」であるという。[20] そして、義理は「お義理でする」という場合の義理のように、不本意ながら従わねばならない、外的社会的制裁力や拘束力をもった社会的規範としての「冷たい義理」と、情的でパーソナルな人間関係において成立するような、むしろ「人情」にきわめて近い心情道徳、内的規範としての「暖かい義理」とに分けられるという。[21] 従って通常の意味での「義務」は、もっぱら「冷たい義理」という義理の一側面だけにしか相当しない。われわれが人から好意を受けたときにお返しをする場合、どちらか一方の義理だけでする場合もあるが、大半は両方の意味の義理でおこなうことが多い。つまり、意識すると否とにかかわらず、返しをすることは、「しなければならない」という外的強制力と同時に、「してあげたい」という内的心情にも根ざしている。

「村八分」の発動には、通常、村寄合などの公的集会での決議を必要とした。[22] 「村八分」が決定されると、あらかじめその旨が本人に通知されてから、絶交が実施された。一方、このような公的制裁に対して、個人的なかげぐちが次々と広まって結局は「村八分」と同様に、公的な非難にまで高められたり、日頃から多くの村人たちが反感を抱いている家に対して、祭などの騒ぎに乗じて公然と迫害を加えるにまで至るような場合もあったという。[23]*

＊ 例えば、祭のときに神輿が村中を回る際に、村人から反感をもたれている家を神輿で突きこわすという、「神輿荒れ」と呼ばれる制裁がある。[24] また通常の「村八分」でも、単に静かに交際を絶つというだけでなく、地方によっては、その家

の門に青竹をめぐらせて出入りできないようにしたり[25]、その家の回りで太鼓を叩いたりすることもあった[26]。そのため「村八分」のことを「太鼓タタカレル」と称した地方もあったという[27]。これらの事実は、制裁が多く祝祭的雰囲気のうちにおこなわれたことを示しているだろう。

日本だけに限らず、諸外国においても、共同体によって施行される、慣習法としての制裁は多くこのような祝祭的色合いを帯びたものであった。そうした制裁のひとつとして、主に中世末期におけるフランスでみられた「シャリヴァリ」(charivari)をあげることができよう[28]。これは「村八分」と同様、共同体内の規範に違反した者に対して、その共同体の成員たちが共同体の名において実施する制裁であるが、主に婚姻に関する秩序違反に対しておこなわれ[29]、年齢集団としての若者組が制裁を加える主体となるという点で「村八分」とは若干趣を異にしている[30]。婚姻に関する秩序違反とは、再婚や、村落内の娘が他の村落から婿をとった場合、年齢や財産の点でつりあわない結婚をした場合、などである。同じ村落内での結婚が原則であった当時の村落共同体では、これらの秩序違反は、独身者の結婚可能性を減少させるものである。そのため、主に独身男性からなる若者組の反発を買って、シャリヴァリなる制裁が生じたともいわれる[31]。このような事情は、程度の差はあれ、日本の村落社会にもみられ、事実、若者組が制裁を加える中心的役割を果たした例は多い[32]。子供から成人への過渡期にある若者は、共同体の辺縁に位置し、山口昌男氏のいう、祭の仕掛人としてのトリックスター的役割をはたし[33]、それによって共同体の統合の維持に寄与していたとみることもできよう。

三　役割と「村八分」

一般に、ひとつの社会で通用している規範がどのようなものであるかは、むしろその規範からの逸脱例によって浮き彫りになることが多い。先に述べた、「村八分」の対象となった事例を概観すると、当時の村落共同体が村人に要請した行動類型や模範的人物像といったものが浮かび上ってくる。すなわち、生産活動における義務や交際の義理をきちんと果たし、よく働き、かといって決して人より働きすぎるということはなく、村で決めた休日には休み、村人たちの遊び事にも参加し、突飛な行動をとらず、村人たちの大半と言動を共にするといった人物像がそれである。そして、このような人物類型からの逸脱者が多く制裁や排斥の対象となったことを考え合わせると、当時の村落で暮らす人々の行動や性格は必然的に互いに似通ったものになっていったことであろう。*

* きだみのる氏は、自ら部落《ムラ》の一員として生活した経験から、次のように述べている。[34]「部落の生活で根幹的に大切なことは、……部落が何事につけても一つにまとまることだ。……部落を割るのは最大の悪徳で、その和合は最大の善だ。」例えば、選挙でも村人は全員同じ候補者を支援するし、部落議会の決定は必ず全員一致を旨とし、一人でも反対者がいれば、あらかじめ説得して全員一致になる見込みがついてから決をとるのだという。[35] それは、一人でも反対者がいたら、後々その人とはつき合いづらくなるためだという。つまり、村落では村議会という公的な場での人間関係と個人的な交際とが画然と分れてはおらず、前者での孤立はそのまま後者における孤立につながるわけである。

長年にわたって居住者の出入りが少なく変化に乏しい閉鎖的な村落では、個人のとる行動も細部に至るまで類型化され同質のものになっていく。このような社会では、個性的な生活スタイルや行動パターンは生まれにくいだろう。*個人は、すでに古くから決っている行動類型や人物像に合わせて自己形成することが要求されるだけである。別の社会でなら重んじられるような独創性や個性はここでは必要とされないばかりか、場合によっては悪とみなされ、制裁の対象にさえなりかねない。

* このような社会は、リースマンの分類でいうなら、ほぼ「伝統志向型社会」に相当すると考えてよいだろう。[36]

このような社会では、個人の行動の多くは、村落共同体の成員として類型化された役割行動から成っている。しかも、自らのそのような行動を単なる一時的な役割行動として相対化する営みとしての、近代的な自我意識は生じにくいであろう。そこでは、役割的あり方と自己存在とは未分化で渾然一体となっている。

しかしながら、そもそも「役割」という概念が一定の意味をもちうるためには、役割的なありかたとは区別されるもうひとつのありかた、つまりいわば役割以前の固有の自己存在といったありかたが前提とされるはずである。「役割」という語がただちに演劇における「役」を連想させることからもわかるように、役割とは、いつも自己自身にとっては外部的に与えられるもの、自分の内面とはかかわりなく筋書に沿って「演じる」ことを指定されているものであるということができる。たとえ、ある役がそれを演じる人にとって「はまり役」であって、脚本通りの所作を演じていることを感じさせないような「迫真の演技」であろうとも、その役割演技が当の役者にとって外的なものであるという事実には変りがない。

もちろん、社会的役割という意味での役割を演劇の役割と単純に同一視するわけにはいかないだろう。ふつうわれわれは、仕事上の役割であれ、父親・母親という家庭内の役割であれ、それを「演じる」という意識はあまりもっていない。社会的な役割は演劇の役割のように単に自己自身の外部にあるというだけのものではないわけである。

精神病理学に役割理論を導入したA・クラウスによると、演劇の役割と違って、社会的役割のうちには、それと自己自身との非同一性だけではなく、自己自身との同一性という契機もあるという(37)。つまり、個々の主体は職場や家庭などのさまざまの共同社会において他者の期待に沿って振舞う役割行動のうちに、そのすべての存在が吸収されることなくそれらの役割とはあくまで異なるものでありながら、同時にまたある意味ではそれらの役割的あり方それ自体でもあるということになる。しかし、いずれにせよ、社会的役割というものは、それを役割としてとらえる以上、やはり自己自身がそれに同一化したりしなかったりするという意味で、自己からなんらかの距離をもったものではあるだろう。

昔の閉鎖的な村落共同体で暮らす人々にとって、同じ村落内の他者たちは労働仲間であると同時に遊び仲間でもあり、また生活を共にする隣人でもあった。その際、個人は生活のいかなる局面においても、つねに同一の村落共同体員であることを要求されることになるだろう。この点からも、都市型の社会における社会的役割に比して、村落共同体員という役割が自己自身から距離をとりにくいものであったことがわかるだろう。村落共同体員という役割は、それを外在化しにくい、つまり役割性の自覚に乏しい役割だということができる。

従って、村落共同体の成員というこの役割をひとたび奪われたら、人は一挙に労働の場も遊びの場も生活の場も失うことになり、その生活の基盤を奪われることになる。共同体成員という役割の喪失によって、単にいくつかの存在可能のうちのひとつを喪失するだけでなく、存在の全面的な喪失の危機にさらされることになる。村落共同体の成員という役割を剝奪する制裁としての「村八分」が、当時の村人たちにとってきわめて大きな脅威でありえた理由はこの点にあったのであろう。

かつての村落に生きた人々が、このように自己を全面的に村落共同体の成員という役割の中に密着させていたあり方の中に、クラウスが躁うつ病者の対人行動様式として特徴づけたのと同種の対人的なあり方を見てとるのは容易なことである。クラウスによれば、躁うつ病者は、自分が担っているさまざまな社会的役割に過剰に同一化し、彼らの自己存在はそれらの「役割の束」に吸収されてしまっており、そこから自分自身をとり戻すことができないのだという[38]。彼らにとっては、役割喪失やそのおそれがそのまま自己存在全体をおびやかす危機となって、それが発病状況を形成することにもなる。例えば、自分に母親という役割を付与してくれている「役割補完者」としての子供が独立したり結婚したりするという事態は、患者から母親という役割を奪う危機的状況を意味することになって、ここから躁うつ病という病態が出現してくることになる。このような役割喪失がそのまま自己存在の危機につながるという事態が、かつての「村八分」と同一の意味方向にあるということは容易に理解できよう。

躁うつ病の病前状況としては、家庭内の役割喪失以外にも、かつての「村八分」とよく似た、地域共同体の成員という役割の喪失もみられることがある。ただし、躁うつ病患者においては一般に、この「村八分」的役割喪失がそのまま病的体験として意識内容になることはない（それが何故であるかについては、別個の考察を必要とするだろう）。しかしわれわれは、さきに述べたように、「村八分」を中心的な病的体験内容として形成する一群の妄想患者がいることを知っている。これらの患者の意識に出現する「村八分」とは、いかなる事態を意味しているのであろうか。

四　「村八分」妄想について

以前の論文で詳述したように[2]、「村八分」を主要な妄想主題とする患者は、おおむね中年ないしは退行期になって初めて精神病に罹患する女性たちである。患者たちはすべて、病前から役割的規範に過度に同一化しているという点で躁うつ病者と類似した性格特徴や対人行動特性を示し、この点で、自己に固有の主体性や自己同一性の実現に主要な関心を向ける分裂病者とははっきり区別することができる。

この種の患者たちがどのようにして「村八分」という妄想をもつに至るかを具体的に理解するために、まず一つの症例を示しておこう。

〔**症例A**〕

初発時の年齢は五九歳。富裕農家の主婦で、大都市近郊の農村に住む。舅姑と夫につかえ、田畑の切り盛りをし、四人の子供を育てあげた働き者である。

平素から、家の中では頑固で、口やかましいところもあったが、外では低姿勢で愛想がよく、小まめに村の婦人会などにも顔を出し、村人の信望も篤かった。

ある年の市会議員選挙で、村の人がこぞって支援する候補者Dと、夫の知り合いの候補者Eとが対立することになり、患者はどちらを支持するかの選択をせまられた。夫に従ってE候補を支持すれば村人たちの反感をかうことになるし、D候補を選べば夫を裏切ることになって、元来裏表のない正直者である患者は、かなり困難な板ばさみ的状況に陥ることになった。患者の住む村では、村人のほぼ全員が連日D候補の選挙事務所につめて、総出で選挙運動をすることになっていた。従って、D候補を支持するということが、事実上、村落共同体の成員として果たすべき義務という意味合いをもっていたとみなしてよいだろう。

この困難な状況で患者がとった行動は、内心では夫に従ってE候補を支持することに決意しながらも、D候補の選挙事務所の手伝いにも出かけて、村落共同体員としての務めを果たそうとすることであった。これは、患者が妻としての立場と村落共同体員としての立場との二つの立場を共に守ろうとして、考えだした窮余の策であったが、常に裏表のない生き方を信条としてきた患者にとって、このようなあいまいな行動は自分自身受け入れがたいものであった。D候補の選挙事務所に手伝いに出た最初の日から、「皆が自分のことをE候補の支持者だと思っているらしく、自分を除け者にして何も仕事を与えてくれない」という内容の関係念慮が生じて、結局それからはD候補の事務所へ手伝いにいくのをやめてしまった。しかしこのときに感じた「除け者にされる」という感じは、選挙が終った後も消えず、村の婦人会の集りに出ても「何も仕事を与えてくれず、村から出ていけという態度をとられる。自分だけ村から歯抜けにされたみたいだ」という感じを抱き続けていた。家人の話では、本人が言うほどではないにしても、村の人たちから冷たくされるようなことは確かにあったという。

このような孤立状態が数年続いたのち、子供が結婚して親元を離れたことがきっかけとなって精神的に不安定となり、「村の人たちが私と家族を八分にして村から追い出そうとしている」という妄想が急速に発展してきた。

この患者が「村八分」妄想をもつに至った経緯については多言を要さないだろう。彼女のおかれた状況は、昔なら現実の「村八分」の対象に容易になりえたものであり、そのような状況で、彼女が「村八分」を恐れ、その恐れがついに「村八分」妄想に発展したことは十分すぎるほど了解できる。

いつも「相手の気を悪くしないように」気を遣い、「人には絶対逆らえない」という患者は、それまで村の人たちとたえず同じ行動をとることによって村落共同体員としての自分の立場を維持してきた。個人の習い性となった行動パターンという意味での性格には、常に自分の弱点に対する防衛という側面があるだろう。彼女が日頃から他者との協調を維持することにこれほどまでに執着したのは、それが維持できなくなったときに陥らざるをえない危機的な事態を極力防止するためであったとみることができよう。彼女の同一性は周囲の人たちとの協調によってのみ保たれうるような性質のものだったのである。

選挙で村人たちの大半が支援する同じ候補者を無条件に支援することができないという状況は、このような彼女にとっては、自己の規範に対する負い目を形成するのに十分であった。しかし、ここで注意を要するのは、この負い目がそのままの形では、すなわち「自責」としては、発病前においても発病後においても体験されていないということである。これは彼女だけでなく、「村八分」妄想の患者一般についていえることであって、この種の患者たちにおける罪責体験の特徴を示しているようである。彼女らは自らの負い目に対して終始両義的であり続ける。この点が、この種の患者たちを典型的なメランコリー親和型性格者から分かつ点でもあるだろう。メランコリー親和型の人なら、この患者のような状況に陥った場合、むしろ激しく自分を責めるに違いない。一方、われわれの患者では、自分の負い目はむしろ、周囲の人たちの自分に対する態度の変化の中に見てとられている。このように負い目を他者からの排斥という形で体験するという体験様式が、この患者に罪責妄想ではなく、迫害妄想の形での「村八分」妄想を発展させたのだと言うことができるだろう。

W・シャイトは精神病者の負い目の体験様式を、「罪の向き」(Zeiger der Schuld)という観点から、「自責」(Ichschuld)と「他責」(Fremdschuld)の二つに分けている。[39]「自責」では自分自身が、「他責」では他者が、おのおの罪の担い手として体験される。一般に、「自責」体験はうつ病者に、「他責」体験は多くは妄想の形をとって分裂病者に見出されるのだが、この二つの体験様式が同一人物で互いに移行したり併存したりすることもあるという。シャイトによれば、この罪責体験の方向性の違いは、とくに退行期の精神病において予後と密接な関連をもっていて、発病の初期から「(一次性)他責」の方向での妄想体験が生じている場合には予後は不良であり、逆に「自責」の方向での体験が発病初期にみられた場合には、たとえその後の経過中にそこから「二次的な他責」の体験が発展しても予後はそれほど悪くないという。[40]

この二通りの罪責体験の様式はともにしばしば妄想体験の形をとるが、その際、通常の罪責妄想はほぼ純粋な「自責」体験の表現とみなしてよいのに対して、すべての迫害妄想を単純に「他責」体験とすることには疑問の余地があるだろう。われわれの「村八分」妄想の患者は、なるほど自分が「不当に」村八分にされたと言って、共同体の人たちをしきりに責めはするが、自分が村八分にされた理由について疑問をもったり、その理由を否定したりする患者はほとんどいない。つまり、原因となった自分の過失は十分に認めて、はっきり口に出すか出さないかは別として、「確かに自分にも非がある」と考えているのがふつうである。

彼らが妄想的に苦しんでいるのは、純然たる迫害妄想のような「他者の悪意」に対してではなくて、むしろ「自分の犯した罪」が、共同体から下された「村八分」という刑罰によって「許されない罪」として確定したことについてなのである。「村八分」妄想は形式上は迫害妄想の形をとり、シャイトの分類でいえば「他責」体験のひとつに数えられるだろうが、このように考えるなら、単純な「他責」体験ではないし、また通常の迫害妄想とも本質を異にしていることがわかる。むしろ、罪責妄想の一種のヴァリエーションとみなした方がよいかもしれない。

これらの患者がわれわれ治療者の目にふれるのは、通常はすでに妄想が形成された後のことなので、彼らが自ら過失を犯したという自責感を感じていたであろう妄想形成以前の体験については、彼らの口からはただ回想という形でしか知りえない。従って、この妄想形成以前の体験はどうしても患者によってさまざまに粉飾されたり、改変されたりしているとみなさなくてはならない。しかし、われわれは患者の家族などから、患者が発病以前に近所の人たちのところに謝りに行ったり、時には封筒に入れた現金を近所の家のポストに入れたりしたというようなことについて聞かされることが多い。このような事実からも、彼らが発病以前に「自責」の方向での体験を抱いていたことは疑いえないだろう。

このような「自責」体験がなぜ、「村八分」妄想という一見「他責」的な体験に変るのかという問題については、日本人特有の精神構造における罪責体験の特異性についても考慮する必要があるように思われる。木村敏は、日本人とドイツ人のメランコリー者にあらわれた罪責体験の違いを、自分を責める審判者《インスタンツ》のありかの違いという点から考察している。[41] ドイツ人では、自分の罪を責める審判者として自己の「内部」の道徳とか神とかが措定されやすいのに対して、日本人ではむしろ自己の「外部」の他人が審判者として措定されやすい。そのため、ドイツ人は「自己志向的罪責体験」を、日本人は「他者志向的罪責体験」を抱きやすい傾向がある。日本人においては、「自分が悪い」ということと「誰かに迷惑をかけている」ということとが表裏一体をなしているのだという。[42] このような「他者志向的罪責体験」の方が「他人から罰せられる」という観念を生みやすいことは当然であろう。そうなると、「村八分」妄想のような一見「他責」的な方向を示す「迫害妄想」は、実は「自責」そのものを直接に（精神分析的な「投影」の機制を借りるまでもなく）表現しているとみなしてよいだろう。しかし、果して実際にこのような「村八分」妄想が日本人に有意に多いものなのかどうかという興味深い問題に関しては、今後の比較文化精神医学的な研究を待たねばならない。

症例Aでは、すでに確立されている近隣共同体成員としての役割的立場の喪失の危機が「村八分」妄想の発病状況となったのに対して、同じような立場喪失の体験は、転居などによって新しい共同体に参入した場合に、その共同体内での役割的立場がまだ十分に確立していないような状況でも生じやすい。例えば次のような症例もある。

〔**症例B**〕

一年前に引っ越してきたばかりのある女性患者Bは、新居が前の家よりもはるかに広く、掃除に時間がかかるのを苦にしていた。つまり、彼女が掃除を終えてから洗濯にとりかかり、洗濯物を干す段階になったときには、隣近所の家々はすでに洗濯物を干してしまっていて、家事の進行具合が近所の人たちに比べて遅い点を気にしていたのである。彼女はなんとか近所の家々とテンポを合わせるために、家事にとりかかる時間帯を全体にくり上げようと試みたが、近隣の家の夫たちがほとんど会社勤めであるのと違って、彼女の夫は自宅で設計の仕事をしているため朝が遅く、夫に生活の時間を合わせるとどうしても周囲の家より家事を始める時間帯が遅くならざるをえなかった。このような状況で彼女はしだいに抑うつ的となり、人目を気にするようになっていった。そしてある日、子供会の役員会を休んでしまった。しかも、平素は会合を休むときには「必ず事前に連絡しておかないと気が済まない」ため連絡を欠かしたことがなかったのに、その時に限って「つい連絡を怠ってしまった」。彼女はそれからしだいに近所の「うわさ話」を聞くようになった。それは「生活様式がいけない。もっと早く掃除を終わらなきゃいけない」という、彼女の家事のやり方を責める内容から、ついには「この土地から出ていってもらわねばならない」という制裁的な内容にまで発展した。

彼女が引っ越した先の新しい家が以前の住居に比しずっと大きかったために彼女に生じた、家事労働の増大という負担は、確かに心身の疲労を惹起するものではあっただろうが、それ自体としては、すなわち単なる物理的な仕事量の増大として捉える限りにおいては、何ら発病を招く病因的意味は持ち合わせていない。彼女が苦にしていたのは、単なる仕事量の増大ではなく、周りの家々よりも掃除に時間がかかりすぎる点にあった。つまり、家事労働をおこなう時間帯が同じ地域内の大半の家々と異なっていて、彼女の家だけ独自の生活時間で一日を送っていることを悩んでいたのである。彼女にとって、共同体内の多くの家々が示す生活時間のサイクルは共同体員として遵守すべき規範であり、異なる生活時間で暮らすことは、この規範からの逸脱を意味していたわけである。

昔の村落共同体ならば、他の共同作業をおこなう時間との関係上、必然的に家事労働の時間配分もある程度、村落内の家同士で一致させる必要があっただろう。しかし、土地との結びつきもなく、生産活動の共同性もない、現代の都会の地域共同体では、各家の生活時間を互いに一致させることに何らメリットはない。だから、現代では、「共同体員の大半が示す生活時間」にはほとんど規範としての意味が失われてしまっているとみてよいだろう。現代では、一日の家事労働の時間配分は各家ごとの自由にまかされた、どちらかといえば私的な生活領域に属する事柄なのである。患者Bが周りの大半の家々に比べて家事労働の時間帯が遅いことを悩む場合、彼女は、この本来は個人の自由裁量にまかされているはずの私的生活領域にまでも共同体の公的規準を入りこませてしまっている。

この私的領域への公的規準の侵入という構造は「村八分」妄想を有する患者一般に病前から認められることが多い。例えば患者Aも「一日の家事はいつも早目にきちんと済ませておかねば気がすまない」というが、その理由として、村の人に、まだ掃除もすんでいないのかと思われたくないためだと述べている。さらに、たとえ入院が不本意なものであっても、彼らが病棟生活で示す、起床時間や就寝時間、掃除当番をはじめとする各種の役割等々の厳密すぎる程の遵守ぶりも特筆すべき点であろう。

彼らにおいては、自分の行動の善悪の価値はもっぱら、自分が属するそのつどの共同体の一員としてふさわしいかどうかという観点から規定されている。彼らはそのつどの共同体の規範や多数派の示す行動をそのまま自己の行動の内的規範として無批判にとり入れる。彼らがやむなく共同体の規範に反する(と思い込んだ)行動をとる場合でさえ、それは決して自分勝手の行動とか自分独自の価値基準のもとに生まれた行動なのではない。患者Aは「夫に従って」候補者を選ぼうとしたため、患者Bは生活時間を「夫に合わせた」ため、不幸にも地域共同体の規範とは相容れない行動をとらざるをえなくなった。つまり、彼らのとった地域共同体の規範に反する行動というのは、実は家族共同体の中では逆に、妻あるいは主婦という役割にどこまでも適った行動、家庭内の規範に即した行動であったわけである。従って、「私的生活領域への公的規準の侵入」という表現はやや適切さを欠くであろう。彼らにはそもそも私的生活領域は存在しにくい。彼らの私的領域は半ば公的領域化してしまっている。彼らには何らかの規範に照らすことなく行動することは不可能に近い。彼らにとって他者の示す行動はもっぱら「規範の具現」なのであり、だからこそ、彼らの多くが「絶対に人に逆らえない」のである。

このような、規範の絶対化、必要以上の「規範過剰性」(クラウス)のうちに生きる彼らは、必然的に相互に矛盾した規範と規範の板ばさみ状況に陥ることになる。ここから、彼らはやむなく規範からの逸脱という「罪」を犯すわけであるが、自己の行動の基準を他者のうちに置く彼らにとってこの罪が罪として確定するのもやはり他者による「村八分」という「罰」によってでしかない。自らの贖罪のために彼らは「村八分」という「罰」を必要としていた、といっては言いすぎであろうか……。

われわれは昔の制裁慣習としての「村八分」と「村八分」妄想とを対置させて見てきた。昔の村落に生きる人々と「村八分」妄想の患者とは多くの点で共通している。すなわち、両者とも、共同体員という役割に密着したあり方、共同体の規範の絶対化、およびそれによる私的生活領域の成立不全などを示す。このようなあり方にとっては、共同体員という役割を剝奪する制裁としての「村八分」は大きな打撃を与える制裁となる。「村八分」が両者にとっても つ意味は大変よく似ており、「村八分」妄想はこの旧習の再現であるかのような印象をさえ受ける。

しかし、ここで「村八分」妄想の成立にとって旧習としての「村八分」がどこまで関与しているかという問題、すなわち、もし「村八分」が歴史的事実として存在していなかったなら、「村八分」という妄想主題はみられなかったかどうかという問題については立ち入ることができなかった。これと関連して、「村八分」にする方の心性、すなわち一般に仲間はずれにする心性についても考察に至らなかった。これらについては、「村八分」妄想以外にも、精神医学の領域には仲間はずれをテーマとする体験が多くみられるという臨床事実だけを指摘するにとどめておきたい。

五　おわりに

最後に蛇足ながら、分裂病者の対人行動との比較にも触れておきたい。

結論的にいえば、「村八分」妄想を有する患者は、その存在様式から見れば躁うつ病圏に属する。彼らが分裂病者とは全く違った種類の人であることには、彼らと直接、治療を通じて接したことのある精神科医なら異論はないだろう。

しかし、分裂病者の中にも一見彼らとよく似た、「規範過剰性」や「役割に密着したあり方」という表現のあてはまる対人行動を示す人がいる。しかし、同じ「規範過剰性」といっても、分裂病者と躁うつ病者とでは質的な相違が見てとれることが多い。一般的にいって、躁うつ病圏の人が規範に忠実な行動を示す場合、その規範自体はどこまでも状況に適ったものであり、その意味で、彼らの「規範過剰性」はいわば量的過剰とでもいえるだろう。これに対して、分裂病者が基準とする規範はどこか状況への適合性を欠いていることが多い。

ここでは分裂病者の示す「規範過剰性」や役割行動がいかに躁うつ病圏の人のそれとは違ったものであるかを垣間見せてくれる次の例を呈示して結びとしたい。そしてこの症例が示唆することについての考察は後の機会に譲りたい。

ある女性分裂病者は、大変礼儀正しく、会うと必ずていねいなあいさつが返ってくる。しかし、そのあいさつのしかたはどこか紋切り型で、とってつけたような不自然さを感じさせるものであった。

私はある時、この患者と一緒にデパートへ買い物に出かけた。そこで、欲しい物が見つからず店員に聞くことになった。彼女が店員に対してとった態度は私をびっくりさせた。すなわち、彼女はおもむろに、「こんにちわ。初めまして。私はC子と申します」とていねいに自己紹介してから用件をきり出したのであった。

文献

(1) 新村出編『広辞苑』岩波書店、一九七五年。
(2) 長井真理「中年および退行期女性の『村八分』妄想についての人間学的・役割理論的考察」『精神医学』二三巻、一九八一年、四六五―四七二頁〔本書第I章〕。
(3) 中村吉治「共同体の残存について」『共同体論』伝統と現代社、一九八〇年、二二五―二三〇頁。
本論でいう「村落共同体」は主に、徳川の近世封建体制下の村落を指す。また、社会学的には「共同体」という用語は厳密に定義して用いる必要があるだろうが(例えば、中村吉治氏は、生産の場において生産のために離れがたく結合している集団に限ってこの語を用い、歴史的には鎌倉封建制下の村落に最も適応するという――中村吉治著『日本の封建社会』校倉書房、一九七九年、参照)、本論文では何らかの共同性を有する集団を広く「共同体」と呼ぶことにする。
(4) 村武精一「家族と社会」『日本を知る事典』社会思想社、一九七一年、七九頁。
(5) 同書、八三頁。
(6) 橋浦泰雄「協同労働と相互扶助」柳田國男編『山村生活の研究』国書刊行会、一九八一年、一一四頁。
(7) 同書、一一五頁。
(8) 同書、一〇二頁。

(9) 同書、一〇七頁、一一八頁。
(10) 竹内利美「村の制裁」竹内利美編『信州の村落生活』中、名著出版、一九七六年、一九〇頁。
(11) 同書、一九六頁。
(12) 同書、一九九頁。
(13) 同書、一九九頁。
(14) 同書、一九七頁。
(15) 守随一「村ハチブ」柳田國男編、前掲書、一六六頁。
(16) 同書、一六五―一六六頁。
(17) 守随一「村の交際と義理」柳国國男編、前掲書、一六〇―一六三頁。
(18) 福田アジオ「村の生活」『共同体論』伝統と現代社、一九八〇年、九二頁。
(19) 源了圓『義理と人情』中央公論社、一九七八年、五九頁。
(20) 同書、二七―二八頁。
(21) 同書、二五―二八頁。
(22) 竹内利美、前掲書、二〇二頁。
(23) 同書、二三五頁。
(24) 同書、二三四頁。
(25) 村武精一、前掲書、七九頁。
(26) 守随一、前掲書、一六五頁。
(27) 同書、一六五頁。
(28) クロード・ゴヴァール、アルタン・ゴカルプ「中世末期のシャリヴァリ」『魔女とシャリヴァリ』新評論、一九八二年、一四一頁。
このシャリヴァリと同様の制裁慣習はフランス以外にも、イギリス、イタリア、ドイツなどにもみられたという。

（29）同書、一四八頁。
（30）同書、一五〇頁。
（31）同書、一五二頁。
（32）竹内利美、前掲書、二一五―二一七頁。
（33）山口昌男『文化と両義性』岩波書店、一九七八年、九五―一三九頁。
（34）きだみのる『にっぽん部落』岩波書店、一九八一年、八頁、七六頁。
（35）同書、八二頁。
（36）リースマン『孤独な群衆』みすず書房、一九七八年、八―一二頁。
（37）Kraus, A., *Sozialverhalten und Psychose Manisch-Depressiver*. Enke, Stuttgart, 1978, S. 15.
（38）Kraus, A., a. a. O., S. 12―S. 61.
（39）Sheid, W., "Der Zeiger der Schuld in seiner Bedeutung für die Prognose involutiver Psychosen." *Zeitschrift für die Gesamte Neurologie und Psychiatrie*, 1934, S. 528.
（40）Sheid, W., a. a. O., S. 550―S. 555.
（41）木村敏『人と人との間』弘文堂、一九七五年、五七頁。
（42）同書、六六頁。

Ⅵ　境界例における他者の病理

一　はじめに

境界例は、近年盛んになった、主に英米圏の力動精神医学や精神分析の知見によって、精神科臨床においてひとつの独立した地位を築くに至った。その疾病分類上の位置づけに関してはまださまざまに異なる見解があるにせよ、境界例患者 borderline patient という特徴ある患者の一群が存在することには、異論を唱える者は今日ほとんどいないだろう。しかし、境界例患者という「人間」を描写する形容詞には事欠かない半面、境界例という「病態」を把えるに際しては困難をおぼえざるをえない。というのも、境界例において現われる症状はきわめて多彩で、およそ人間の示しうるありとあらゆる精神症状さらには精神身体症状が出現しうるといっても過言ではないからである。そして、これらの諸症状——たとえばさまざまな神経症症状、分裂病様症状や気分障害——も、少なくとも現象面では、おのおの典型的な「神経症」、「分裂病」、「躁うつ病」の示すそれとはどこか違うものとして、つまり境界例以外の病態を基準にしてそれらとの差異としてしか規定できない。もちろん、このようなネガティヴな規定しか得られないことの根底には、境界例という概念が分裂病から独立するようになってまだ日が浅いという事情があろう。しかし、境界例が多彩な症状を示してもその症状によって代表される病態のいずれにも属さないという事実は、症状の現象的把握だけでは境界例の本質を把えることができないということを示唆している（もっともこのことは境界例以外の疾患にもあてはまることであるが）。だから、アメリカの研究者たちが、症状記述からその背後にある心的構造の研究へと移っていった[13]のも当然の成り行きだと思われる。

そうはいうものの、境界例患者の示す症状がもつ独特のニュアンスを見逃さないこともやはり重要である。たとえば、境界例患者を前にしたとき、その表面上の神経症症状や分裂病様症状などの存在にもかかわらず、しばしばわれわれはためらうことなく境界例という診断を下すことがある。その際われわれに診断の根拠を与えているのは、まず第一には「ある種の印象」である。もちろん、DSM-Ⅲに代表されるようなカタログ診断を決して過小評価するわけではないが、症状カタログにある検証はむしろ、第二の操作として、「印象」による診断を裏づけるためになされるのが実情であろう。

プレコックスゲフュール Praecoxgefühl に匹敵するともいえる、境界例患者から受けるこの「ある種の印象」については、A・グリーンも触れており、それが患者と治療者の相互の交流のもつ情動的な質にもとづくものであると述べている[9]。この「詩的に表現する以外、言葉にするのが困難な[9]」印象は、ある意味でプレコックスゲフュールとは正反対のもので、抵抗感や手ごたえのなさの感じ、つまり普通は自分と相手との間に感じられる隔壁が感じられないという印象であるように思われる。この印象でわれわれが把えているのは、ひょっとしたら境界例患者に共通の人格構造や気質といったものかもしれない。それは窮極的には、例えば木村のいう「イントラ・フェストゥム[14]」構造や安永のいう「中心気質[21]」にまで還元できるものかもしれない。こうした基礎構造への還元には、境界例をてんかん者や嗜癖者、さらには一部の健康者との近縁性のうちでとらえることが可能になるという利点があることは確かである。しかしその場合、おのおのの症状は、「イントラ・フェストゥム」構造や「中心気質」という下部構造に、たまたまあとからつけ加わる偶然の産物になってしまう。そして、境界例と、その他の下部構造を同じくする病態との差異は、単なる症状選択上の差異であることになってしまう。

現実にはしかしながら、境界例に関してはことのほか、症状と人格とを分けることは容易ではない。たとえば、症状を記述していくといつの間にか病者の人格や行動の記述にすり変わっていることに気づかされたりする。だから、むしろ症状と人格の絡み合い――現象と構造の戯れ――のうちに境界例の本質を把えていく方が、より臨床的現実に即していると思われる。

このような観点にたって、本論では境界例における若干の情動障害に焦点をあてる。そして、これらの症状が境界例患者の他者体験の直接的表現であることを示し、さらには、彼らの他者構成の病理性に関して理論的考察を加えることとしたい。

二　症　例

初診断四八歳の家庭の主婦。ほぼ二〇歳頃より漠然とした空虚感、突発的な抑うつ気分、怒りの爆発、アルコールその他の飲料やさまざまな薬物への嗜癖傾向、同性愛、万引、希死念慮と度重なる自殺企図などがときどきみられたが、本人も周囲の者も「病気ではなく性格」とみなしていて、自殺未遂後に生じたマイクロサイコーシスをきっかけに著者のもとを訪れるまでは、精神科の受診歴はなかった。

〈家族歴および生活史〉

母方の叔父、患者の長男はともに「うつ病」といわれ治療歴あり。患者の母親は晩年に痴呆化を来たしている。元職業軍人の父親はワンマンだったが、子供には甘かったという。母親はお嬢さん育ちで、子供を甘やかす一方だったらしい。同胞は患者より三歳年上の姉がひとりいる。

患者は幼少時はおとなしくいい子で、周囲から特別に可愛がられて育った。淋しがり屋で、たえず母親か姉にくっついて離れようとせず、姿が見えなくなると決まって泣き出したという。患者自身は親に叱られたことがなかったが、患者のそばで他の誰かが叱られるといつも患者がすぐにごめんなさいと謝ったり、泣き出したりしたという。学校でも人気者で、とくに上級生から可愛がられることが多かった。成績はトップクラスだったが、努力家ではなく、さまざまの習い事をしたが飽きっぽくてどれも長続きしなかった。「リーダー格ではないので級長にはなれなくて」、いつも副級長をしていた。

女学校に入った頃より母親に対して反抗的になり、自分の要求が通らないと「死んでやる」というのが口癖になった。学校ではスカートを短くしたり、窓から教室に入ったりという「突飛な行動をわざとするようになった」が、それは「人前で無理にはしゃぐことで、恥ずかしがり屋のところを隠そうとしていたかもしれない」という。こうした行動はしかし、周囲のひんしゅくをかうことなく、友人や教師からはかえって面白い人だと見られたらしい。卒業後、年上の女性と同性愛の関係をもち、その女性が結婚したときに睡眠薬を飲んだのが最初の自殺企図である。

患者は二四歳のときに現在の夫と見合結婚をし、三人の子供が生まれた。一〇歳年上の夫と患者との関係は父親と娘のようで、患者の気紛れや怒りの爆発に対して、夫は終始わがままな娘を扱うような態度で接している。

さて、この患者における情動の障害は主に、空虚感、見捨てられ抑うつ、怒りの爆発の三つに分けられる。これらの情動障害が境界例患者に多くみられることについては異論はないだろう。これらは、たとえばガンダーソンら[10]が境界例の情動障害の特徴としてあげているアンヘドニア、抑うつおよび怒りの三つにほぼ相当すると思われる。

1　漠然とした空虚感

これは、患者の感情生活全体の持続的な基調をなすもので、一次的には何らかの出来事とか「心因」によって惹起されたり解消されたりすることはない。

「何かつまらない。家庭にもこれといって不満はないのに、常に何かひとつ欠けているという感じがする。何か物足りない。何かわからないが。」

この欠如の感覚としての空虚感は、一見楽しそうにみえる状況下でも消えることがない。

「人と騒いでいても表面だけ。七夕とか誕生日とかの行事は昔から好きで、人を集めて騒ぐけど、何だか自分ひとりでやってるみたい。みんなはただついてきてるだけのように思う。」

単純に考えると、欠如の感覚は、患者の表面性への志向に由来する内面の欠如の自覚として、対人関係が表面的であるがゆえに生じる内面的きずなの欠如の自覚として把えることもできる。たとえば家族に関する描写として語られた次のような陳述も、患者自身の内面の欠如感の直接的な表現とみなすことができる。

「うちの家族って表面だけって感じじゃない？　表面はとてもいいけど支えがないって感じ。錨のない船みたい。」

患者のこの欠如の感覚は、あるいは冒頭で触れた、治療者の側で感じとられる患者の内面の手ごたえのなさの感じに対応するものかもしれない。また、欠如感あるいは空虚感が自殺の決定的な動機となることがしばしばある。

2　見捨てられ抑うつ

この患者の抑うつ気分は、主に「見捨てられ抑うつ」として生じる点にその特徴がある。それは、過去の一回限りの外傷的体験としてだけでなく、患者がそのつど出会う他者の身体的現前の一時的消失に際して繰り返し生じるものである。上に述べたように、患者は子供の頃から母親や姉のそばを離れず、姿が見えなくなると泣いたというが、この傾向は現在もそのままみられる。たとえば、家の中に家族がいても患者の眼の前からいなくなるとたちまちふさぎこむ。「自分のそばからみんながいなくなるとその瞬間、落ちこんでしまう」。患者の夫もまた、「私が本人の眼の見えるところにいつもいてほしがる。家の中にいても別の部屋に行ったりするとパニックを起こす」と語っている。

「寄生虫みたいにつねに誰かにくっついていないと生きられない」という患者の言葉は、依存性の強さのメタファーであるよりもむしろ、字義どおり自己の生存にとってつねに他者の身体的現前を必要とすることを意味する。患者にとって、他者の身体的現前の一時的消滅は――そしてもちろん永続的消滅も――、その他者の存在の消滅を意味する。「毎朝、主人を見送るとき、これで見おさめかと思う。このまま帰ってこないように思う。眼の前から見えなくなると永久に消えてしまったみたい。」

そのため、昼間家でひとりでいるときはたいてい抑うつ感に圧倒されている。

3 怒りの爆発

境界例患者が怒りを生じやすいことは諸家の認めるところで、しばしばそのことがいわゆる as-if personality や schizoid personality との鑑別点にさえなるという(10)。たとえばてんかんの不機嫌症とか易怒性躁病 gereizte Manie などとは異なって、境界例患者の怒りはもっぱら他者との現実的関係からひき起こされるようにみえる。たとえば、われわれの患者は相手から「待つ」ことを余儀なくされたときに怒りの爆発を来たすことが多い。

「何でも一度ですぐにやってくれないと腹がたつ。待ち合わせも、相手が一分でも遅れるといらいらしてくる。」

気分が落ちこんだとき治療者に対して、「ぱっと良くしてほしい。徐々にというのはいや」という。

相手の時間的時熟を待ち受けるという姿勢は、何かを「育てる」という営みに不可欠である。この患者は育てる営み一般がうまくいかないことについて、「子供を育てても甘やかしてしまい登校拒否をおこすし、犬も医者が手こずる程のわがままな犬になってしまった。花も水をやりすぎて枯れてしまうし、とにかく私は何も育てられない」と嘆く。相手だけではなく自分自身の時熟を待ち受けることも苦手で、「習い事など何ひとつ長続きしない。飽きっぽくて根気がない。」

この待ち受けの困難さは、患者の意識の流れ自体が瞬間的・点的なままにとどまり、まとまった「体験」へと収斂しないようにみえることと軌を一にする現象であろう。このことは、一般に境界例患者のする話は流暢でウイットに富んでいるが、起承転結をもったストーリー性に乏しく、ひとつの話題にひき止めておくことが難しい点、しばしば彼らが長篇の物語や小説を読むのが苦手だという点からもうかがえる。

三 考察

1 他者の現前と不在

J・ボールビー(4)は、母親のごく短時間の不在によって、一歳から三歳までの乳幼児のほとんどが例外なくパニックをおこすことを確認している。三歳を過ぎた頃から子供は、母親の不在が一時的なものであって再び戻ってくるということを少しずつ理解し始め、母親の短時間の不在にはそれほど強い反応を示さなくなるという。他者の身体的現前の一時的消滅によってそのつど動揺を示すわれわれの患者は、この点だけ見れば、あたかも三歳以前の乳幼児のままにとどまっているかのような印象を与える。* この患者にとって、他者の不在はあたかも再び現われる可能性をもたない絶対的な欠如として体験されるかのようである。

母親の一時的な不在がそれほど強い動揺をもたらすことがなくなるとき、子供にはいかなる体験構造の変化が生じているのだろうか。他者の一時的な不在に対する主体の耐性の条件とは何だろうか。

* この患者の幼児期にみられたその他の対人行動の特徴もほとんどそっくり現在までみられる。例えば現在でも、娘がそ

ばで父親に叱られたりすると、患者とは直接関係のないことでも即座に患者が謝って泣き出したりすることがあるという。この例は、メルロ－ポンティがいくつかあげている、幼児の自他の無差別を示す例[18]を思い起こさせる。さらに、てんかん患者のなかにも同様の傾向を示す者がいる。例えば、あるてんかん患者は、知人が虫垂炎になって入院し、その見舞にいく途中で小発作を起こした。あとで聞いたところによると、「何だか自分が盲腸になったような気がした」という。その他、テレビドラマをみていて「自分が主人公になってしまうと発作がおきる」という具合に、自他の混乱が発作を誘発することが多い。さらにいうなら、この患者の「性格」は「自分のことを放っておいても人のことを心配する」という性格であることを自他ともに認めているが、これはうつ病圏の人の「他者配慮」とは全く違う次元のもので、やはり、幼児的・原始的な自他癒合にもとづくものだとみなさなければならない。以上にあげた例より、幼児、境界例、てんかん者の一部、などが特有の自他癒合状態をひきおこしやすいという点で共通していることがわかるが、しかしこの共通性についてはすでに指摘されているので今さらいうまでもなかろう。肝心なのは、このタイプの「自他の混乱」と分裂病者における「自己の他性化」(たとえば分裂病者の幻聴体験)とをはっきり区別しなくてはならないということである(ちなみにメルロ－ポンティは区別していない)。しかし両者の区別についての考察は後の機会に譲りたい。

フロイト[8]が生後一歳半の幼児に観察した有名な糸巻き車の消滅と出現の遊びは、この問題を考える糸口になるかもしれない。周知の通り、フロイトはこの遊戯を反復強迫として把え、さらに反復強迫を以前の状態に戻ろうとする本能、つまり死の欲動に結びつけるに至るが、さしあたってここでは、フロイトがこの遊戯に関しておこなった第一の解釈が問題となる。そこでフロイトは、この遊びで子供が消滅の行為ばかりを繰り返すようになる点に留意して、これを受動的に被った母親の不在を能動的に支配しようとする支配衝動の現われとみなしている。子供は母親の不在という強い印象を、遊戯のなかで反復することによって「印象の強さをしずめて、いわばその場面の支配者になる」[8]。ここで重要なのは、母親の不在という「原体験」を、糸巻き車を放り投げるという行為、およびそのとき発せられる

「いない」fort という言葉に「置き換える」こと、そしてその際に原体験のもつ受動性という体験の質を、再体験の能動性という質に変換することである。行為や言語による置き換えは、原体験の全き被投性 Geworfenheit を投企的 entwerfend な色彩を帯びたものに変える。*

＊　したがって、この変換がうまく成就されたなら、それ以後は母の不在の体験は、ほぼ最初から「被投的投企[12]」(geworfener Entwurf ―― ハイデッガー)という質を獲得することになる。現存在 Dasein の基本的性格としての、この「被投的投企」のうちの被投性を無理やり全面的投企へと変換しようとする試みは、多くの境界例患者や分裂病者にみられる。たとえば他者に見捨てられることを前もって見捨てることによって、嫌われることを先に嫌うことによって回避するという境界例によくみられる試みがそうだし、またブランケンブルク[3]が挙げている、すでに狂気のうちにとらわれてしまっているにもかかわらず、その狂気を演じられた狂気、狂気の演技へと変えようと試みる分裂病者の例もそうである。彼らにおいては体験の質がつねに被投性へと偏っているかのようである。もちろんここで、境界例と分裂病との質的差異は無視できるものではないが、この点については別の機会に論じることにして、さしあたって重要なのは、被投性という質を帯びて体験される事態は、苦痛であれ歓喜であれ――ほとんどの場合前者であろうが――、きわめて「印象の強い」もので、主体はそれに対してもちこたえ難く、つねに投企の方向へと変換をせまられるという点である。母親の不在は糸巻き車の遊びへと、必然的に変換されねばならなかったのである。

他者の一時的不在に耐えることの困難なわれわれの患者では、このような置き換えがうまく営まれていないということが果たして言えるだろうか。この問いは簡単に肯定できそうな気がする。一般に、境界例の患者は孤独に弱いといわれている。DSM-Ⅲによると、境界例患者は「孤独に耐えられない。例えば独りでいることを避けるため気違いじみた努力をするとか、独りでいると抑うつ的になるなどみられる[1]」。われわれの患者もそうであるが、この場合の孤独を避ける努力とは、例えば人と会ったり電話をしたりという、文字通り具体的他者の直接の現前を求める努力である。だから彼らにとっての孤独とは、もっぱら他者の現前の欠如を指し、この孤独は現前の代理、他者の表象的再現前 représentation では癒されず、実物の他者の現前によってしか埋まらない。*

* この点で分裂病者の孤独とは大きな違いがある。分裂病者の孤独 aliénation（疎外）は現実の他者の現前によっては癒されない。それどころか、重要な他者との「近づきすぎ」[17] は発病の大きな誘因になるし、一方患者にとってさして重要でない他者との出会いは孤独の解消には何の役にもたたないし、患者自身そのような出会いには大した価値を認めない。あるいはまたアンネのような患者にとっては、他者との出会いは自分の Anderssein をことさらに確認させられる[2]ばかりで、かえって苦痛を増すものでしかない。

一方、境界例の患者は無差別に他者との出会いを求めるように思われる。極端にいうなら、現在すぐに自分と会ってくれる人なら誰でもよくて、他者の質より量が求められる。この「対人嗜癖」Soziomanie ともいうべき傾向は、境界例にかなり特異的な傾向だとみなしてよいと思われる。もっとも、彼らの孤独も、他者の現前が十分に与えられたとしても真に解消されるわけではない。すでに述べたように、他者と共にあっても、あるいは他者と共にあるからこそ、漠然とした空虚感や怒りの発作に見舞われるのが常だからである。

2　他者の再現前と現前——代補的二重性——

他者の不在に対して境界例患者が示す反応様式は、われわれを彼らが糸巻き車の遊びの段階を乗り越えていないという考えに導いた。母の現前と不在を「いない」「いた」（Fort! Da!）という言葉に置き換えるこの遊びは、J・ラカン[15]によれば言語活動の開始、象徴界への参入を印しづける出来事としての意義を与えられている。境界例患者の言語は一見歪みがなく、メタファーを用いたり解したりする能力に長けており、分裂病者のように言葉を字義通りに受けとる傾向はない。この点からみると、彼らが象徴界の入り口で躓いているとは到底思われない。* しかし、「糸巻き車の段階を乗り越えていない」ことが、そのままそれ以降の段階の発達の停止を意味すると解するのは単純に過ぎよう。これは発達理論的な視点の陥りやすい単純化であり、人間の精神発達を身体の発育史のアナロゴンとみなす誤ちに由来するものであろう。精神発達は、他者との関係の歴史、言語獲得の歴史、語る主体の主体性獲得の歴史であり、おとなになってからでもそのつど今の一瞬において、先史時代からたどり直さねばならないような「非＝時間」的歴史である。

＊　といっても境界例患者の言語活動にひそむ病理性は無視できるものではない。彼らの話は現在の主観的感情や印象の表出に重点が置かれ、すでに述べたように、聞き手に「客観的」「意味固定的」と感じさせるような一定のストーリー性に乏しい。このような言語構造の特徴を、鈴木[19]は「表出機能の優位」および「ラング化の乏しさ」としてとらえ詳しく論じている。

ここでわれわれの患者が他者の不在の体験を述べた言語表現それ自体に注目してみよう。

「毎朝、主人を見送るとき、これで見おさめかと思う。眼の前から見えなくなると永久に消えてしまったみたい。」

すぐさま気づくのは、この言説が比喩的表現だということである。つまり、患者は夫の一時的不在を実際に永久の存在消滅として体験しているわけではない。患者は今の不在が単に一時的なものにすぎないことを十分理解しているのである。* しかし比喩だからといって、それが全くの嘘だとか誇張にすぎないとみることはできないのは、患者が他者の一時的不在に対してそのつど示す深い抑うつからもわかる。比喩的表現は主体の体験のある種の真実を表わしている。比喩は現実界に住まうのでもなければ、全くの架空の世界に住まうのでもなく、独自の存在の場をもつ。例えば、詩人が洞穴のことを「大地の憂鬱そうな欠伸[16]」と呼ぶとき、大地が実際に欠伸をするわけではないが、それは洞穴を洞穴と言う以上に洞穴的である。「詩的真実」は「真実」よりも真実である。

＊ 言語が比喩性を保持しているという点は分裂病者との鑑別点として役立つかもしれない。例えば、渡辺[20]の挙げている慢性分裂病の症例は、他者や物の知覚の消滅がそのまま実際に存在の消滅として体験されている点で、われわれの患者との違いを端的に示す好例であろう。

all good と all bad の splitting という、すでに陳腐なものになってしまった図式も、境界例患者の「比喩と極端化をめざす表現傾向」を加味して考える必要がある。たとえば、死んだ父親を all good とし、母親を all bad と規定して、母親に対する暴言や暴力の絶えない別のある境界例患者は、「口では母の悪口ばかり言ってるけど、本当は母のことはいつも好きだってこと、わかってほしい」と述べる。母親が all bad だということは、あくまで表現上の事実であり、本当ではない。かといって嘘でもない。＊ しかしこの患者が「本当は母のことが好き」という「本当」の気持ちは、母に対する暴言や暴力などの表現的現実によって初めて生まれたものである。つまり、もともと母に対するポジティヴな「本当」の気持ちという「原体験」があって、のちに外部から、母に対するネガティヴな「表現」が加わったわけではない。むしろ患者は、「表現」上の母を否定することによって、「本当」の母の肯定を、肯定された母という「原体験」を手に入れたのである。

＊ 境界例患者の言葉や行動、とくに治療者にときとして向けられる憎悪の表現を一〇〇パーセント真に受けることによって生じる治療状況の悪化もこのことを物語っているだろう。

つまり、問題は「本当」の母と「表現」上の母という「二人の」母の存在である。言い換えるなら、母の現前と不在、現前の母と不在における母、すなわち再現前の母である。糸巻き車の遊びでは、母の「現前の欠如」が母を再現前化させた。それによって、他者は感覚的に与えられなくても「存在」しうるようになる。他者の「存在確信」は、他者の「感覚的確信」を欠いても失われることはなくなる。例えば「神の存在」や「宇宙の存在」のように、感覚的確信を一度も与えられなくても、他者は存在しうるようにさえなる。

現前と再現前との間のこうした関係を考えてみることは、境界例の他者の病理を理解する上でひとつの示唆を与えてくれるものかもしれない。

もともとは、現前の再現 reproduction あるいは現前の代用物 représentant あるいは表象 Vorstellung として(6)の「再現前化」représentation は、あくまで外部から現前に付け加わる、他者の欠如の「埋め合わせ」supplément にすぎなかった。しかし同時に、再現前は「代理」supplément として現前を欠いても働き始める。それどころか、他者の現前においても、再現前的他者がいわば先導的なモデルを務めることになる。現前はつねにすでに再現前を通してしか体験されなくなる。このような「埋め合わせと代理という二重の意味作用を隠しもった」(5)「代補」(supplément—デリダ(5))の作用によって、他者は二重性を免れえなくなる。母の、不在なき十全な現前は、それを把えようとするやいなや、つねにすでに痕跡としてしか、つまり再現前としてしか見出すことができない。*

* 先の第1項において、不在の対立項としての「現前」は、もっぱら他者が知覚的に与えられていることの意であったのに対して、再現前の対立項としての「現前」は、単なる「居合わせていること」Anwesenheit 以上の事態である。それは、他者が感覚的に直接支えられていて、なおかつ他者の関心が完全に自分に向けられていること、すなわち欲望の完全

な満足の状態という、現実には到達不可能なあるいは——同じことかもしれないが——持続不可能な事態をさす（境界例患者がことのほか求めてやまないのはこのような意味での他者の「全き現前」である）。異なる事態をさしているにもかかわらず、どちらも「現前」という同じ語を用いてさしあたっては両者を区別しなかったのは、実際には両者の「意味」が異なるのではなく視点が異なるからである。すなわち、現前を不在に対置して用いる際にはもっぱら für uns の立場に、再現前に対置して用いる際には für es の立場にたっていたからである。いずれにしろ、こうしてわれわれが言葉で把えようとしている「現前」はすでに「再現前」を通じてみた「現前」、再現前化を被った「現前」にすぎない。

ここで、母の不在をまだ知らない純粋無垢の子供にとっては、母の十全な現前があったはずだと人は反論するかもしれない。しかし、「不在を知らない純粋無垢な子供」というのは、不在を知ってしまったおとなから出発して事後的に生み出された抽象的な概念にすぎない。母の十全な現前を体験する「主体」として、このような架空の非＝主体（純粋無垢な子供）を措定せねばならないということこそ、全き現前への到達不能性を暴露するものに他ならない。

だから、母の現前と再現前は実は母の不在によって同時に生みだされたと考えざるをえない。両者は同じ時代に起源をもつ。再現前的他者が現前的他者の代補なら、現前的他者は代補の代補になり、以下無限の循環に陥る。にもかかわらず、現前に再現前の起源としての質を、現前的他者に再現前的他者のオリジナルという質を与えているのは、同じこの代補の働きに他ならない。つまり、代補の作用が現前と再現前とのあいだにわずかなずれをもちこんだためである。このずれ、あるいはこういってよければ、代補の差異化作用は、時間的なずれでもある。代補は代補として生まれるやいなや、自らの差異化の営みによって、現前を「以前」へと押しやる。それによって、現前は「古いもの」「かつてあったもの」という地位を得ることになる。

しかし、通常の健康者ではこのような他者の代補的二重性はそれとして気づかれ得ない。なぜなら、代補作用はそれ自体としては、「何ものでもなく、現前でも不在でもなく、……人間の実体でも本質でもない」[5]からである。代補の営みがないものとして作用することで、現前的他者と再現前的他者は互いに補い合いつつ、両者はほとんど重なり合っている。それによって、感覚的確信を越えた、他者の存在確信がえられることになる。

境界例患者では、この代補の営みが不十分で、他者の代補的二重性が十分な構造化には至っていないように思われる。たとえば、彼らの無差別的な現前的他者獲得のための努力としての「対人嗜癖」も、現前的他者を、不十分にしか与えられない代補としての再現前的他者の代用にしようとする試みだとみなすことができる。しかしこの試みはそれ自体逆説で、現前は代補作用によってしか生まれないのだから、代用にしようとする現前も、再現前を欠いては決して現前たりえない。代補作用が不十分ということは、また、現前と再現前とのあいだのずれに乏しいということ、つまり両者の地位の不等性に乏しいということでもある。「本当」の母と「表現」上の母は、患者にとっては同じ程度の本当らしさをもつものとなるし、感覚的確信と存在確信、毎日消滅する夫と不在でも存在する夫とはほぼ同格の地位をもつことになってしまう。そのため、「対象は存在するか否か」という問いに対して、グリーン[9]が言うように、通常の現実原則の支配下では **yes** か **no** という答えしかないのに、境界例患者では **"neither yes nor no"** ということになってしまう。

境界例患者における「漠然とした空虚感」も同様に、他者の不十分な代補的二重構造という点から理解することができよう。もとより、欠如の感覚としての「空虚感」は「見捨てられ抑うつ」と異なるものではなく、両者は同じひとつの情動の二側面である。ただ「見捨てられ抑うつ」が他者の現前から不在への移行に際して特に感じとられやすいのに対して、彼らの感情生活の持続的基調としての「空虚感」*は、すでに述べたように、他者が居合わせていても感じとられているという違いがあるだけで、その情動の性質はほとんど変わらないと思われる。

＊　anhedonia, alienation, boredomなど、境界例患者に特徴的とされている情動は、いずれも未分化な快・不快の情動に近いという点で共通の性質を有しているように思われる。境界例患者における情動の特質を適確に把えているP・ハートコリス(11)は、境界例患者の「空虚感」は、分裂病者と違って、「感情の欠如」emptiness of feelingsではなく「欠如の感じ」sense of emptinessであり、患者自身がそれを不快であるという以外言葉で表現しえないという点をその特徴のひとつにあげている。このことも、彼らの被っている情動の未分化性を示しているだろう。しかし、境界例患者の情動それ自体の特質についてのこれ以上の言及は残念ながら後の機会に譲らざるをえない。

ハートコリス(11)は、発達理論的な見地からではあるが、境界例における「空虚感」を、内面の対象の欠如を代償しようとするものだとしている。この場合の「内面の対象」とは、対象表象object representationsのことを指す。われわれの文脈でいうなら、「内面の対象」とは再現前的他者のことである。しかし再現前的他者は代補であると同時に代補作用でもあるから、これを狭義の、表象空間としての「内面」に定位されるような固定した「もの」として考えるだけでは不十分である。再現前的他者は、それが「もの」として、つまりイメージとか表象とか知覚として与えられる以前にすでに働いている。そして「内面」は内面として最初からあるのではなく、むしろ「もの」としての再現前的他者が生まれたとき初めて「内面」も形づくられるように思われる。われわれの患者が、自らの他者との関係を指して「表面だけ」と嘆く場合、あるいは治療者が彼らの「内面的な手ごたえのなさ」の感じを感じとる場合、それは内面における「何か」の欠如ではなく、内面が内面として成立しにくいことを、内面それ自体が欠如していることを感じとっているのかもしれない。

最後に怒りの情動の考察が残されているが、これについては時間論的見地が要請されると思われる。この問題は後の機会にあらためてとりあげることにしたい。

四　おわりに

境界例の「他者の病理」を考えるにあたって、われわれは他者の現前と不在、現前と再現前という二項対立から出発して、他者構成の基礎づけとして「代補的二重構造」という概念を要請せざるをえなかった。しかしこの概念はむろん、境界例の他者論を論じるためにはまだかなり不備である。この不備は、著者の力量不足に依るところが大きいのはもちろんであるが、境界例という病態それ自体の特性にも依るのではないかと思われる。そして境界例の臨床にあくまで忠実であろうとするなら、この不備を不備のまま残しておかざるをえないだろう。もしこれ以上、他者論をおしすすめるとするなら、それは臨床を離れた観念的・理論的なものになってしまうおそれがある。分裂病に比べて現象学的精神病理学の手法が不十分にしか適用できないという点も、あるいは境界例の特性のひとつであるかもしれない。

内因性精神病の精神病理学は最近まで、境界例という概念を欠いていた。しかしそれは、それなりにある程度「完成した作品」(＝ergon)であった。とはいえ、絵画を絵画たらしめる要素として「額縁」を抜きにすることができない[7]ように、内因性精神病の精神病理学を真に ergon たらしめるのは、境界例という parergon(＝完成品に後から付け加わる付属物)であるかもしれない。

文　献

(1)　American Psychiatric Association : *Diagnostic and statistical manual of mental disorders.* 3rd ed., Washington, D.

C., 1980.
（2） Blankenburg, W.: *Der Verlust der natürlichen Selbstverständlichkeit*. Enke, Stuttgart, 1971.（木村敏他訳『自明性の喪失』みすず書房、一九七八）。
（3） Blankenburg, W.: Verhalten und Befinden beim Hebephrenen. *Nervenarzt*, 36: 460-462, 1965.
（4） Bowlby, J.: *Separation*. Basic Books Inc., New York, 1973.（黒田実郎他訳『母子関係の理論Ⅱ　分離不安』岩崎学術出版社、一九七七）。
（5） Derrida, J.: *De la grammatologie*. Éditions de Minuit, Paris, 1967.（足立和浩訳『根源の彼方に』現代思潮社、一九七七）。
（6） Derrida, J.: *La voix et le phénomène*. Presses Universitaires de France, 1967.
（7） Derrida, J.: Parergon. In: *La vérité en peinture*. Flammarion, Paris, 1978.
（8） Freud, S.: Jenseits des Lustprinzips. In: *Gesammelte Werke* Bd. 13. S. Fischer Verlag, 1976.（小此木啓吾訳「快感原則の彼岸」『フロイト著作集』第六巻、人文書院、一九七〇）。
（9） Green, A.: The Borderline Concept. In: P. Hartocollis (ed.): *Borderline Personality Disorders*. International University Press, New York, 1977.
（10） Gunderson, J.G. and Singer, M.T.: Defining borderline patients. An overview. *Amer. J. Psychiat.*, 132; 1-10, 1975.
（11） Hartocollis, P.: Affective disturbance in borderline and narcissistic patients. *Bull. Menninger Clin.*, 44: 135-146, 1980.
（12） Heidegger, M.: *Sein und Zeit*. Max Niemeyer Verlag, Tübingen, 1979.
（13） 笠原嘉、原健男「境界例――概念について」『現代精神医学体系12』中山書店、一九八一。
（14） 木村敏「てんかんの存在構造」木村敏編『てんかんの人間学』東京大学出版会、一九八〇。
（15） Lacan, J.: *Écrits*. Éditions du Seuil, Paris, 1966.（宮本、竹内他訳『エクリⅠ』弘文堂、一九七二）。

（16）Lorca, F. G. : La imagen poética en Don Luis de Góngora. In : *Obras completas*. Madrid, Aguilar, 1953.（桑名一博訳「ゴンゴラの詩的イメージ」『フェデリコ・ガルシーア・ロルカ一九二六—一九三六』牧神社、一九七四）。
（17）Matussek, P. : *Zur Frage des Anlasses bei schizophrenen Psychosen*. *Arch. Psychiat. ges. Neurol.*, 197 : 91-120, 1958.（木村敏編・監訳『分裂病の人間学』医学書院、一九八一）。
（18）Merleau-Ponty, M. : *L'œil et l'esprit*. Gallimard, Paris, 1964.（滝浦、木田訳『眼と精神』みすず書房、一九六六）。
（19）鈴木茂「成人境界例の記述精神病理学的研究」『精神経誌』八六巻、一六七—二〇三、一九八四。
（20）渡辺哲夫「慢性分裂病態における局外性と中心性について」『精神医学』二二巻、四三—五一、一九八〇。
（21）安永浩「境界例と社会病理」岩井寛・福島章編『現代臨床社会病理学』岩崎学術出版社、一九八〇。

Ⅶ　分裂病者におけるアンダースザインの意識について

一　はじめに

ごく一般的な意味での「疎外」ないしは「排除」の意識についていうならば——妄想的に改変されているか否かについてはさしあたって不問に付すとして——それが疾患の別を問わず多くの病者にみられることは言うまでもない。なかでも、「病気」になった結果生じる共同世界や自己世界からの排除の意識は、多かれ少なかれどんな病者ももっていると言って過言ではないだろう。このような排除の意識の成立する背景は、例えばわれわれが自分の所属する共同体の規範に背くような行為をした場合のことを考えれば理解しやすい。この場合、排除の意識は自分のした特定の行為のために、自分自身が特定の共同体や他者から受け入れられない(と思う)ことから生じる。すなわちこの種の排除は、排除の理由(なんらかの行為のために)とそこから排除される場所(共同体や特定の他者から)とがつねに特定されている点にその特徴がある。

しかし、分裂病性の疎外は、こうしたいわば「二次的」な疎外とは違い、疎外の意識を引き起こしたなんらかの事実上の出来事や行為、あるいは排除される場所のいずれにおいても、さしあたっては特定の「志向的相関者」を欠いている。本論では、このような独特の疎外を端的に現わしているように思われるアンダースザイン Anderssein の意識をとりあげて、分裂病性の疎外の成立する間主観的基盤について考察を加えてみたい。

アンダースザインの意識は周知の通り、ブランケンブルクの症例アンネ[1]に範例的に見られるものでもあり、この意識の内容や特有のニュアンスについてはもはや多くの説明を要しないであろう。しかし、日本の——少なくとも筆者の経験した——患者にみられるこの意識とアンネのそれとを比べてみると、ブランケンブルクの記載からみる限り、若干のニュアンスの違いに気付く。例えばアンネでは「私には……がない」、「足りない」、「欠けている」という言い方が頻繁にみられる一方、われわれの患者では「他の人と違う」、「普通と違う」という言い方が目につく。アンネでは「欠如」の意識が、日本の患者では「差異」の意識が前景にたっているように思われるのである。両者の違いを日本人とドイツ人の国民性の違いに還元してしまえばそれまでだが、この違いはわれわれをブランケンブルクとはやや異なった観点へと導くように思われる。アンネの自己理解では、アンダースザインの意識はあくまでも一次的な「自明性の喪失」という事態から生じた二次的なものとしてとらえられており、従ってブランケンブルクも必然的に、「分裂病性疎外」それ自体とその病者における意識化との区別を、最後まで保持することになった。この区別が彼において本質的なものであることは、彼がその意識化を欠いた破瓜病者にも分裂病性本態変化として、アンネにおけると同様の「自然な自明性の喪失」を想定している(「非内省的な疎外」)ことからもわかる。これに対して筆者は以前に、分裂病性疎外の意識化(内省)が通常の内省の様態と質的に異なるという事実から、「自明性の喪失」とその意識化とは、どちらがどちらに基礎をもつとも言えない、共に分裂病性疎外という一つの事態の二側面だと考えられる点を指摘しておいた[2]。

しかしそうなると、この自明性の喪失と内省過剰とは一体「何によって」生じてくるのかという問いが出てくる。とはいえ、こうした現象の基礎づけを問う問いが不毛なものであることは、すでにブランケンブルクが冒頭で指摘している。われわれは彼にならって、分裂病性疎外の wodurch(何によって)ではなく was(何であるか)を問うことから始めねばならない。その際われわれは、アンネと異なって「自明性の喪失」をいわばアンダースザインの単なる一つの様態としてとらえている患者を出発点とする以上、分裂病性疎外が何であるかに対する、ブランケンブルクとは異なった観点に行きつくはずである。そうして得られたこの新たな観点は、自明性の喪失や内省過剰と同列にならぶものとして位置付けられることになり、分裂病性疎外の理解を少しでも深めるのに役立つと思われる。

二　患者の側でのアンダースザインの意識

「人と違う」とか「普通の人と違う」、「他の人と違う」などというごく短い言葉で訴えられるアンダースザインの意識は、もっぱら「人」との「差異」のみが強調され、いかなる点が違うのかという差異の内容についてはさしあたっては限定を与えられない。「どこが違うのか」と尋ねると患者は一様に口ごもる。このことからすると、この差異は、単に一人一人の他者の属性と自己のそれとの比較から生じるような、ごく普通の、内容を備えた差異とは質的に異なるものであることが察せられる。患者のいう「人」「普通の人」「他の人」というのは、つまり特定の個人を指すわけでもなければ、個人の総和でもなく、さらにまた類型化された「平均人」の意味でもない。この「人」は、身体性と歴史性をもった「この人」(個別)ではなく、かといって種や類としての「人間」(普遍ないしは特殊)でもなく、むしろハイデッガーのいう「誰でもないもの」(das Neutrum)としての das Man に近い。[(3)][*]「人と違う」という患者の言表は、さしあたっては個々の他者と自分とをさまざまな点で比較した結果、患者が導き出した経験的・反省的判断ではなく、個々の他者との出会いに先だってそのつどすでに生じている持続的な意識の様態である。

＊　だとすると、「人と違う」というアンダースザインの意識は、「日常的現存在」の「存在態制」としての das Man へと自己を明け渡しえないこと、つまり「頽落しえないこと」を言い表わしているに他ならないことになる。

〔**症例1**〕 男性。発病して五年を経過した分裂病。

大学一年の時クラブの合宿に参加中に急性発症(病像は幻聴・作為体験・迫害妄想を伴った亜昏迷状態)。以来ときどき幻聴、被注察感、アンダースザインの意識が強くなって入退院を繰り返している。発病後しばらくのあいだはしばしば破瓜病的色彩の強い enthemmt かつ distanzlos な対人関係を示し、それに伴って上記症状の悪化をみた。

この患者はアンダースザインを次のように語る。「どうも人と違う。全ての面で人と違う。顔付きとか内から出てくる雰囲気とか……生まれてきた環境とか……とにかく全て違う。一からやり直さないといけない。」

この陳述からもわかるように、アンダースザインの意識は、ある一定の時点における情態性 Befindlichkeit の変化とか気分変調 Verstimmung などから生じるような「違和感」や「ふだんと違う感じ」ではなく、また妄想気分のようなものでもない。もちろんこの意識は、ある時点——多くは発病に先だってあるいは発病と同時に——から明確になるのだが、患者自身はすでに最初から——つまり生まれた時から——違っていたと感じている(この患者の「一からやり直さないといけない」という陳述、また多くの分裂病者が「生まれ変ってやり直したい」とか「幼稚園から通い直したい」「小学校の教科書から勉強し直したい」などと訴えるのもこのことと関連すると思われる)。*

* このことが正しいか否か、すなわち「事実」に適っているかどうかはさしあたって不問に付しておいてよいだろう。その理由は第一に、われわれはこの種の患者に接するとき、彼らの言説が誇張でも自己価値低下の産物でもないことを直観的に知るからである(「人と違う」という認識がほとんど妄想患者のそれにも匹敵するほどのいわば erlittene Gewißheit (H・ミュラー-ズーア)を伴って訴えられるにもかかわらず、われわれはこれを決して「妄想」とはみなさない)。第二に、患者自身の体験や認識を度外視した「客観的」事実なるものを問題にしてもほとんど意味がないからである(例えば

容姿、成績、性格などの「客観的」事実の一つ一つをとりあげて、それらが「他の人」と「違わない」ことを患者に納得させようとする試みの不毛性)。

考えてみれば、自分が「人と違う」ことはある意味では「当り前のこと」であり、普通はことさらに意識にのぼることはない。われわれの患者のアンダースザインの意識は、この「人と違う」ということに通常は備わっているはずの「自明性」を欠いている。あるいはまた、ブランケンブルクの患者アンネが適切にも「ほかの人もということ Auch-sein der Anderen が感じられない」と述べているように、アンダースザインの意識は「人も同じ」という、これまた普通は自明視された暗黙のうちの前提の欠如ともみなすことができよう。*

* ここからただちにわれわれにはすでに馴染みの一つの理解が生じる。すなわちアンダースザインの意識を「人と違うこと」Anderssein と「人も同じこと」Gleichsein という、この二つの契機の「人間学的均衡 anthropologische Proportion」(L・ビンスヴァンガー)の破綻とみなす理解である。最近ミュラー=ズーア[4]は精神病患者の自己規定の言表を、それが定冠詞で表わされるか(Ich bin *der* X)、不定冠詞で表わされるか(Ich bin *ein* X)によって二つの様式に分けているが、この二様式は、この破綻の二様式としても考えることができよう。すなわち前者では、唯一無二の一人という「個別」の契機が、後者では他の同類のなかの一人という「特殊」の契機が遊離している。自己をとらえる場合だけでなく、他者をとらえる場合にもこの二つの契機が前提となっている。例えばブランケンブルク[5]が、他者(患者)を理解する際の(治療者の)態度の二様態として挙げている、他者を、一、(自分と)全く違う者 der ganz Fremde としてとらえる態度と、二、隣人あるいは(自分と)同じ者 meinesgleichen としてとらえる態度の区別にこの二契機をみることができよう。通常の他者との関係(治療実践)では、この二つの態度の両極を揺れ動くことになるが、例えば診断を立てる際や古典的記述精神病理学のやり口では一の態度が優位にたつという。さらにブランケンブルクによれば、他者のこの二側面は、「近さと

遠さ、親密性と疎遠、同一化傾向と隔絶化傾向の相互陥入 Ineinander」という、他者との出会いの構造を明確にするものでもあるという。自己規定において二の態度の欠落しているかに見えるわれわれの患者では、他者との関係でもやはり同じことが言えるだろうか。すなわち、自分を seinesgleichen としてとらえることのできない患者は、meinesgleichen としての他者をどうとらえているのだろうか。これについては後に述べるが、他者に対してもっぱら距離をおいて接し、同一化より隔絶化の態度が目立つように見えるわれわれの患者をみると、一見そう言えそうに思われる。しかし一の態度の優位がそのまま単純に、他者に対する遠さ、疎遠、隔絶化に対応するものでないことに注意しておかねばならない。木村も指摘しているように、(6) 他者との距離の縮小化はむしろ他者の「(親密な)未知性」を増すという一面もあるからである。

ところで、分裂病者のアンダースザインを患者の側での「人と違う」という意識においてのみとらえるだけでは不十分であろう。アンダースザインが間主観的領域での変化としても現われることはもはや間違いない。だとすれば当然ながら、アンダースザインは患者と接する者の側にもなんらかの変化を生ぜしめるに違いない。

三　治療者の側でのアンダースザイン

アンダースザインの意識をもった患者と接するとき、一種の軽い離人感のようなものを感じることがある。あるいはまた、われわれは自分の発する言葉が感情の裏打ちを失い、相手にまで届かずに宙を舞うような印象をもつ。このような感じはおそらく、周知の通り、いわゆるプレコックスゲフュールと呼ばれるものに属するだろう。この感じは、この概念の提唱者リュムケがプレコックスゲフュールとして述べる、(7)「自分がよそ者だという感じ」、「真空の中にいる感じ」、「面接する者自身の本能的対人接触が確かな手応えを失い、あやふやになる」感じに近いと思われる。いささか時代遅れになってしまった感のある、この印象は、しかしこれが何であるかについて十分解明されているとは言いがたい。このような治療者の側で起こる変化と患者のアンダースザインとの関係はどうなっているのだろうか。それは、例えばブランケンブルクが「患者の側での疎隔感 Entfremdung に対応して、治療者の側で奇異感 Befremdung が生じる」[1]と述べているが、プレコックス感とはそのように単に稀有なもの、異質なものに出会ったときの驚きのように生じるにすぎないのだろうか。つまり、治療者の側でのプレコックス感はもっぱら患者の側でのアンダースザイン——すなわち、患者のアンダースザインの意識に対応するものとして、想定された分裂病性変化としてのアンダースザイン——によってあくまで二次的に引きおこされたにすぎないものだろうか。

リュムケは治療者の対人接触の減弱に触れつつも、結局はプレコックス感の源泉を患者の「対人接触本能の減弱」に見ている。また、プレコックス感が何であるかを研究したシュポェルリ[8]は、治療者にプレコックス感を生ぜしめるものは、患者の言語表出の異常だとみなしている。あるいはまた、現象学的次元での「特定の不可解さ」は臨床症状論的次元での記述の正確さを増すことによって得られるとするミュラー-ズーア[9]は、「特定の不可解さ」としてのプレコックス感を病者の臨床症状の質的特異性へと帰着させてしまっている[10]。いずれの研究者も、プレコックス感を一方的に病者の側へと、それも実体的にとらえられた「症状」や「障碍」へと還元する点では共通している。この意味では、「自明性の喪失」の間主観的構成を指摘しながらも、それを病者と面接者あるいはその他の他者との間で aktuell に生起する「出来事」としてはとらえることのなかったブランケンブルクも同様だと思われる。彼が再三にわたって注意を促しているにもかかわらず、もっぱら病者一人が、身体内部に病原菌を保有するがごとく、「自明性の喪失」という「障碍」を固定的・持続的に「持っている」かのようにうけとられがちなのもこのことに起因するであろう。

いずれにしろ、治療者の側で生じるプレコックス感を一方的に患者の側へと還元してしまっては、われわれは再びアンダースザインをただ患者の内的意識として生じる事態とみなす立場に立つことになってしまう。リュムケが病者の側で生じることとした「対人接触本能の減弱」、「表情や語り言葉がコミュニケーションの性質を持たなくなる」こと、「自然に湧き起こるコミュニケーション言語がない」ことなどは、むしろそっくりそのまま面接者の側で(も)起こる事態である。プレコックス感は本来は、間主観的な「出来事」として、病者と治療者の間で生じたアンダースザインが治療者の側で感じとられたものだろう。これをわれわれは一方的に病者の側へと帰着させて自己言及をまぬがれるのは、「関与者」であるにもかかわらず同時に「観察者」でもあるという、われわれの置かれた特殊な立場によると思われる。

従って、われわれは次に、アンダースザインを、病者の内的意識の様態としてでも、治療者の内部感覚としてでもなく、「出来事」としてのアンダースザインへと目を向けざるをえない。このような視点はおそらく、アンダースザインを患者と他者との「関係」の変化ないしはなんらかの特性としてとらえていくことになろう。その際「関与者」であるわれわれ治療者は、当然ながらこの「関係」の変化の一端を担う者となるが、治療関係は、患者が営むそれ以外の「出来事」としてのあらゆる現実の対人関係を越えたメタ関係でもあるという特殊性、そこで生み出される言説はメタ言説でもあるという特殊性から、方法論的には再び、他のもろもろの関係とならぶひとつの関係としての治療関係そのものは括弧に入れて、メタ関係としての治療関係においてとらえられた患者の陳述から出発することが許されるであろう。

四　他者との関係におけるアンダースザイン

われわれの患者(症例1)は、他者との関係が「普通と違っている」ことについて次のように語る。

「僕はどんな人とも同じようにつきあってしまう。相手が異性でも同性でも馬鹿でも利口でも同じようにつきあっていた。人の好き嫌いというものがない。普通なら、同性に対してでもこの人好きとか嫌いとかいろいろあるのに。普通は、相手の性格に合わせてこっちの態度もひとりでにいろいろ変わってくるのだろうが。」

客観的に見ても、この陳述通り患者は相手が違っても驚くほど態度が変わらない。相手が誰であっても、患者は一貫して中立的な姿勢を崩すことがない。他者に対するこうした中立的な態度は、物事を感情で色付けしたり主観的に歪曲したりすることなく、あるがままにうけとる傾向と軌を一にするもので、「内省型」の患者一般にみられる特徴である。ブランケンブルクもまた、アンネの他者に対する態度を「不思議なほど中立的」で、「他者の一人一人が個人として問題にされない」と述べる。しかし彼らのこの他者に対する中立性は、一見穏やかな中庸性のように見えるがそれとは質的に全く異なるものである。この中立性は、小出が破瓜病者について指摘する、「個々の具体的他者がそのまま他者一般として体験される」[11]という他者体験のあり方に由来するものと思われる。われわれの患者では、他者の「個別」、他者の「誰」へのこの無頓着さは、既知と未知との無差別へすら至ることがある。例えばあるとき、スケート場でスケートを見ていて急に自分もスケートをしたくなった患者は、傍らにいた全く見知らぬ人にスケートをするためのお金を借りようとした。当然貸してくれるものと思っていた患者は、断わられたことに驚き、「それから急に人が怖くなって」極度の不安をきたして、一時投薬の増量と臨時の面接とを余儀なくされた。*

＊　ここで思い浮かぶのは、以前筆者が分裂病者における役割行動の観点からとりあげた、デパートの店員に対して自己紹介をしてから用件をきり出した分裂病者の例である[12]。あるいはまた、駅のプラットフォームで全く見知らぬ男性にいきなり「結婚して下さい」と言った若い女性の分裂病者のことも浮かぶ。どちらも面接でこのことが話題になったが、自分の

した行動がどうして間違っているかは十分わからない様子だった。これらのいずれの例においても、他者との「関係」におけるルール違反が生じている。本来なら、未知の者同士という、匿名的であるべき「関係」――あるいは関係という語を、既知の者同士の関係にのみ使用するとしたら、「無関係」という関係――に終始すべき関係が、一方的に、相互主観的な妥当性を欠いたまま、すでにある程度の親密性を有しているかのような関係へといきなり変更される。

このような既知と未知との無差別や関係の一様さは、対人関係の目立ったルール違反へと至らない場合には、一種の馴々しさとして映ることもある。患者自身、「人に馴々しすぎて変な印象を与える」と述べている。この「馴々しさ」が、「関係」の歴史性に根ざした「親密さ」とは異なることはいうまでもない。

患者の他者との関係のこのような特徴はすでに幼児期から見てとることができる。たとえば、仕事柄家を空けることの多かった父親が不在のとき、患者の兄はひどく寂しがったのに比べて患者は少しも寂しがらなかったという点、家族とは自分から喋ることなく、何でも人の手を借りずに自分一人でやっていたという点は、個別者としての他者との出会いが稀薄だったことを示しているだろう。

次に、他者との関係におけるアンダースザインを主題的に訴える、もう一人の分裂病者をあげておく。

〔**症例2**〕

初診時一九歳の女性。一六歳の頃から次第に自閉的になり、急に両親に反抗的な態度を示したり、物を壊したりするようになった。「学校で皆にいじめられる。〝た〟とか〝ふ〟とかいう言葉が飛んでくる」といって、高校二年で自分から中退。その後、アルバイトを転々とするうちに徐々に性格の変化をきたす(「誰とでも平気で喋れるようになった」)。両親に対する不信や被害関係念慮(自分の持物を盗んだとか自分を近くの食肉加工工場に売るというもの――当時患者は生活用品は全て人間の肉や骨で作られていると信じ込んでいた)から、家出や家庭内暴行が絶えないため入院となった。この患者は初診以来次のような訴えを繰り返し述べる。

「高校ぐらいから自分は人と違うと感じるようになった。それ(＝人と違うこと)は絶対確か。それで人とのつきあいもうまくいかない。」

「高校ぐらいから、自分が心の中で言おうとすることが人にわかってしまうと感じるようになった。ずっと自分にだけ嘘発見機がついてて、そのために人に心が読まれてしまうんだと思っていたけど、最近になってそうじゃないことがわかった。普通の人はそうやって人の心が読めちゃうんじゃない？　それが普通なんでしょ？　でも私は皆のように人のことがわからない。相手の気持ちが伝わってこない。相手の心がまったくわからない。言葉だけしかわからない。相手の気持ちがわかるようになれば相手に合わせて行動できるようになるのに。」「昔から人とつきあわなかったせいか、自分は人より遅れている。人と仲間を作るこつ、人と関係をもつこつができていない。だから自分一人の力で生きていけない。どうしても誰かに支えてもらわないと生きていけないみたい。」

(他にどこが人と違うと感じるかという質問に対して)「寂しいと思わないところ。他の人なら寂しいと思うときに、私は思わないところ。」

この患者も症例1と同様に、相手が変わっても態度に変化が見られない。この患者の他者に対する態度は、中立的というよりむしろ傍若無人で無遠慮という印象を受ける。この患者もまた、通りがかりのまったく見知らぬ人に目的地まで車で送ってほしいと頼み、断わられると、他者に対する極度の恐怖感が生じたことがあった。

母親の話によると、彼女は幼稚園の頃から何でも一人でやっていく子で、全く手がかからなかったという。朝も一人でさっさと起き、起こす必要がなく、聞き分けが良く、親に逆らうことはなかったが、甘えることも寂しがることもなかった。患者の妹は甘えん坊で、すぐ膝の上に乗ってきたりして人に良くなつき可愛気があったため、母親も心のふれあいは妹との方がずっとあったと述べる。家族に自分からは喋ることなく、また成績は優秀だったが学校でも友人はほとんどなかったという。患者自身、「小さい頃から親とあまり喋ったことがなかった。親に可愛がられなかった。親にどうやって甘えていいかわからなかった。他の国と交流のない国は文化が遅れているように、私も小さい頃から人と交流がないから知恵が遅れている」と述べている。

この患者の陳述より、他者との関係におけるアンダースザインのさらにもうひとつの特徴がはっきりする。すなわち、対話において、相手の「気持ち」や「心」が「伝わらず」、「言葉だけしかわからない」という点である。同じことをアンネも、「人の話がわからないってことが重荷です。言葉は聞こえます」と語っている。ここで患者が相手から伝わらないという、「心や気持ち」は、言語的コミュニケーションに伴う非言語的コミュニケーション*に属するものとも考えられる。

* コミュニケーションがいかなる種類のものであるかを規定するメタコミュニケーションも多くの場合、非言語的に伝達されるものだろう。メタコミュニケーションには、文脈に関するものから、当事者同士の関係の規定に関するものまで、さらに関係規定のメタコミュニケーションには、その時々の互いの感情に関するものから、比較的恒常性の高い役割規定に関わるものまでさまざまに考えられる。これらの複雑に絡みあったさまざまなレベルの非言語的コミュニケーションのやりとりが、実際には一瞬のうちに、しかもことさらに意識されることなく、いかに的確に行われているかを考えるとまったく驚くほかはない。役割同一性も、その実践面では、役割補完者との関係をメタコミュニケーションによって絶えず互いに規定し続けることによって維持されると考えられる。言語的コミュニケーションを全く欠いた、通りがかりの未知の者同士も、「無関係」という役割関係の規定を行っているとしたら、先述のわれわれの患者の行動は、この「無関係」という関係規定のメタコミュニケーションの読み違いないしは無視として考えられるかもしれない。

われわれの患者は、他者と関わる際、言葉だけに頼らざるを得ない。といっても、メタコミュニケーションを受けとることと発することの困難さにもとづく、相手の言うことを「字義通りに受けとる傾向」[13]（G・ベイトソン）とか、「具象化傾向 Konkretismus」[14]（R・M・ホルムーハドゥラ）、「文の場の障害 Satzfeld-Störung」[15]（U・H・ペータース）などは、明瞭ではない。われわれの患者のコミュニケーションは、それほど公然と見てとることのできるような逸脱の形式はとらない。症例1の患者は、「冗談と本気が普通の人と反対」とか「相手の冗談も自分の冗談も本当の話としてやっていたのが間違いだった」と述べていることから、このような傾向の存在をうかがわせはするものの、それに相当する具体例は知られなかった。

　われわれがここで考察の対象とするのはむしろ、「具象化傾向」のような明瞭な逸脱として現われる以前の、微妙で目立たないものではあるが、より根底的で包括的な関係変化である。それは、外面的・客観的な記述のタームで表わすなら、例えば声の抑揚の乏しさとか感情を表わす語や固有名詞の減少などの文体の特性とかいった、単なる軽度の「表出障碍」としてまとめられることになってしまうような変化である。われわれにとっては、このような記述的特徴は、プレコックスゲフュール同様、単に出発点であるに過ぎない。いわゆる「表出障碍」あるいは人間の表出活動一般は、つねにただ間主観的にしか営まれ得ないものである以上、純客観的記述などというものが、とうてい分裂病の「現実」には相応しえないことは明らかである。従ってわれわれは、もっぱら患者の主観を通じてこの微細な変化に接近し、妥当な「説明と了解の弁証法」[16]（P・リクール）をめざすことになる。

　生きた他者との会話の営みは、当事者の立場に立つなら、言葉や言葉以外のものの単なる「やりとり」としてのコミュニケーションだけにはとどまらない。相手に向けて語り出される言葉はコミュニケーションの手段としての「伝達機能」だけではなく、「表出機能」ももつ。意図しようとしまいと、表明的であろうとなかろうと、語りだされる言葉はつねに自己表出である。ブランケンブルクによると、言語の「伝達機能」と「表出機能」は一部は拮抗関係にあるという[5]。つまり「表出機能」が前景に出るにつれて、「伝達機能」は背景に退く。分裂病者に見られるさまざまな言語表出障碍は、「伝達機能」を極端にまで犠牲にして「表出機能」が優先されることによって生じると考えられるという[5]。

しかし「語る言葉」ではなく、「聞かれる言葉」における「伝達機能」と「表出機能」はどうなるだろうか。語る言葉が自己表出なら、「聞かれる言葉」の「表出面」においてこそ、われわれは普遍的他者ではなくほかならぬ個別者としての他者と出会うと言うべきではないだろうか。だとすると、それこそまさに、われわれの患者のいう「相手の心や気持ちをとらえること」に相当すると思われる。このような相手の心や気持ちの把握、他者の個別性の把握を、われわれは普通どのようにして行っているのだろうか。そしてそれは会話の進行においてどんな役割をしめているのだろうか。われわれの患者は、自分が会話の運用をどのように行っているかについて、次のように語っている。

「次に何を話すべきか、今度は相手が何を言うかといちいち考えながら話すので間があいてしまう。その間のあいたときに、相手は次に僕が何を言うかと考えるので、僕が言ったこととその相手の予測とが食い違ってしまうと相手が戸惑う。食い違ったことを言ってしまう。話し方が人より遅くなってしまう。」（症例1）

「もし私にも相手が言う前に考えていることがわかったら、相手が言う前に自分がそれを遮って、違うことをいうとかってこともできるだろうに……。」（症例2）

これらの陳述は、逆に健康者における日常会話の進行がどうなっているかを示唆してくれる。すなわち、日常会話では、話し手は互いに相手の「次に言おうとすること」（意味志向）をその都度無意識のうちに先取りし合い、それによって自分が次に語ることもほとんど自動的に決まってくる。そしてこのような互いの「意味志向」の先取りが円滑に行われている限りにおいてのみ、会話の自然な流れも保証される。その限りで、話し手は自分の言おうとすることが当の会話状況において適切であるかどうかについて、いちいち事前に意識による検討を経る必要なしに、いきなり語り出すことが可能となる。ここで誤解を避けるために言っておくなら、すでに筆者が以前に指摘[17]したように、この「意味志向」はまだなんら特定の「志向対象」を備えたものではない。つまり「意味志向の先取り」といっても、それは少しも特別な神秘的体験のことを指すわけではない。むしろそれは、ありふれた日常会話において、言葉を介して相手の「心や気持ち」をとらえるための、そして会話が自然に流れるための可能性の条件である。

普通は無意識に行われている「意味志向の先取り」を、われわれの患者はそのつど意識的に行わねばならない。相手が語り出した言表内容からそのつど類推することによって、相手の「言おうとすること」に見当をつけねばならない。しかしこうして語り出された言表内容からの類推による、いわば事後的に知られた意味志向は、相手の語る主体のそれではなく、あくまで言表の主語としての言表主体の意味志向である。結果的には、把握された意味志向の「内容」はそれほど大差ないものになったとしても、両者は決して一致しない。そのため、たとえ語り出した「内容」が客観的にみて当の会話状況に適合していようとも、主観的には「食い違ったことを言ってしまう」と感じられることになる。無意識的な先取りによってそのつど把握される意味志向は、語る主体の「言おうとすること」の意味志向であるのに対して、意識的な類推によって把握される意味志向は、言表主体の「言われたこと」の意味志向である。「言おうとすること」と「言われたこと」、語る主体と言表主体との間のずれはまた、僅かな時間的ずれでもある。このずれから、語る主体の「言おうとすること」と語られた言表それ自体の意味との内容的なずれも生じうることになる。いかなる言葉も語り手の「意図」に反して誤解される可能性をまぬがれることはできないことになる。むしろ「言われたこと」の意味の理解はつねに誤解でさえある。

しかしわれわれの日常的意識には、このずれを無視することが要請される。日常会話においては、「私」という語を語る私と語られる言表の主語としての「私」、人称代名詞「私」が指示するこの私と人称代名詞「私」との間の差異はほとんど等閑に付されねばならない。両者の差異に目をつむること、わずかなずれを意識から排除すること、それが語られた言表の理解が同時に語る主体の「意図」の理解でもあると思い込むための、すなわち会話における自然な自明性の成立のための条件である。

話し言葉では潜在的なままにとどまっている、この語る主体と言表主体の分離は、書記行為《エクリチュール》あるいは読書行為《レクチュール》において明確になる。リクールによれば、[18] 語られるディスクールは特定の語り手と聞き手への指示を持ち、「語る主体の志向と言表の意味とはかさなりあう」のに対して、書かれたディスクールは特定の他者ではなく、読むことのできるあらゆる他者、普遍的他者へと向けられ、「テキストの意味は書き手の志向から解放される」という。「聞き手」としては、語る主体の志向を言表の意味から分離し（「相手の心や気持ちが伝わらない」）、「語り手」としては、特定の相手にではなく、だれでもない普遍的他者へ向けて語る傾向（「相手が変わっても態度が変わらない」）を示すわれわれの患者は、リクールの区別に従うなら、語る言葉《パロール》の「出来事」としての会話の実践を、もっぱらエクリチュールとレクチュールの挙措によって営むということができよう。しかし、話し言葉と書き言葉、およびそれに伴う主体のもろもろの営みは、なんら本質的かつ厳密な区別ではない。リクール自身、この区別を、ロマン主義的解釈学における了解概念を拡大するための戦略として引き合いに出しているに過ぎない。先に述べたように、語る主体と言表主体との間の解消不可能な不一致のうちにすでにエクリチュールの可能性は開かれていたのである。「語る―聞く」の日常的な「出来事」あるいは「行為」の次元から、自分の言葉であれ相手の言葉であれ、語り出された言表の「意味」の次元へ移るときには、つねにパロールからエクリチュールへの移行が働いている。読まれたテクストと書かれたテクストの不一致、読まれた「意味」と書かれた「意図」との、読み手と書き手の不一致、あるいは一般に自己と他者との差異、これらはすべて、語る私と語られた「私」との間の不一致においてすでに予見されていた事柄であろう。にもかかわらず、話し言葉と書き言葉、および「話す―聞く」の営みと「書く―読む」の営みとを経験的に区別することは、分裂病者の会話実践を、彼らの共同世界との関わりの様相を理解するためにはいぜんとして有効だと思われる。われわれの分析の対象となるのは、語る主体と言表主体とのおおよその一致、書き手の「意図」と読まれた「意味」とのおおよその一致等々の思い込みとしてのパロール的構えが支配的な、この日常的世界であるとともに、そこから隔てられている分裂病者のその隔たりの様相にほかならないのだから。

五　残された問題――むすびにかえて――

以上においてわれわれはアンダースザインの意識として端的に現われている分裂病性疎外が何であるかという問いから出発して、それがなによりもまず、分裂病者の日常的他者との関係の変化ないしは特性として見てとれることを示し、そこから、他者との関係の一様態としての会話実践において、分裂病性疎外はエクリチュール的挙措の優位として理解および説明できることに及んだ。残された問題は数多くある。ここではそのうちの若干を指摘して結びにかえることとしたい。

（1）他者の主体性の問題

すでに以前から指摘されているように、分裂病者にとって問題となる他者は、恐るべき「未知性」や「予測不能性」としての他者、「自己ならざるもの」としての他者であるが、このような他者は主体他者でしかありえない。われわれの考察との関連でいうなら、このような他者の真の主体性は、語る主体と言表主体との差異から、あるいはそう言ってよければ個別的他者と普遍的他者との差異から生じると考えられる。どちらか一方を欠いた主体は真の主体とはなりえない。例えば、自分に向けられているのではない言説を聞く場合（語る主体のみ）、あるいは読まれることのない書かれたもの（言表主体のみ）には、真の主体は出現しない。他者の言葉を「語る主体」の言葉ではなく、「言表主体」の言葉として聞き、自己の言葉を特定の個別的他者にではなく、普遍的他者へと向けて語る、われわれの患者のエクリチュール的会話実践の態度は、従って、他者の真の主体性を「排除」するものであるように思われる。ここから生じる問題は、

(2) エクリチュール的会話実践が疾病としての分裂病においてもつ意義はいかなるものであるか?

エクリチュール的挙措による他者への関与が、分裂病者をもっぱら脅かす真の主体他者を排除するものだとしたら、それはある意味で(他者に対する)「防禦策」としての役割をつとめるということができるだろうか。これにはすぐには答えられないが、仮にそうした「防禦策」としての意義があるとしても、少なくとも有効性はあまり高くない「防禦策」だということは言えよう。というのは、排除された他者の主体性は幻聴の主体として(症例1)、あるいは幻想の主体として(「親も友達も皆自分を嫌っている」—症例2)回帰するからである。従って、治療的接近は、ある程度のパロール的挙措の復権を目指すべきであろう。実際それによって、症例2の患者にはある程度の変化が生じた(特定の他者への、甘え、寂しさ、注意の集中などの出現)。むろんこれには多くの困難がつきまとう。そうした困難の一つとして挙げられるのは、この種の患者に対するときには、治療者もまた多かれ少なかれエクリチュール的構えで会話を遂行することを余儀なくされるという点である。

(3) アンダースザインの意識と他の「症状」との関係

われわれのとり挙げた症例はいずれも、いわゆる「内省型」に属してはいるものの、陽性症状を全く欠いているわけではない。症例1では幻聴や注察感が、症例2ではつつぬけ体験が間欠的にみられる。アンダースザインの意識はこれら一連の症状とは次元を異にすると思われるが、両者の関係はどうなっているのだろうか。あるいは単に並存するだけで両者の間にはさしたる関連性はないのだろうか。さらにまた、今回は触れなかったが、症例1の患者では、アンダースザインの意識以外にもさまざまな「差異」の意識がみられた。これら一連の差異の意識とアンダースザイ

ンの意識との関連も当然問題となってくると思われる。これらの問題についての立ち入った考察は後の機会に論じることとしたい。

文献

（1）ブランケンブルク『自明性の喪失』（木村・岡本・島共訳）みすず書房、一九七八年。
（2）長井真理「内省の構造」村上靖彦編『分裂病の精神病理12』東京大学出版会、一九八三年〔本書第Ⅳ章〕。
（3）Heidegger, M.: *Sein und Zeit.* Max Niemeiyer Verlag, Tübingen, 1979.
（4）Müller-Suur, H.: Verschiedenheiten des Sichselbstverstehens bei psychotisch Kranken. *Nervenarzt.* 57 : 349, 1986.
（5）Blankenburg, W.: Zur Abwandlung der Funktion der Sprache bei Schizophrenen. *Biblthca psychiat.*, 154 : 111, 1976.
（6）木村敏「他者の主体性の問題」村上靖彦編『分裂病の精神病理12』東京大学出版会、一九八三年。
（7）中井久夫「リュムケとプレコックス感」季刊精神療法、三巻、八一頁、一九七七年。
（8）Spoerri, T. H.:Schizophreniediagnose und 〈Präcoxgefühl〉. *Confin. psychiat.*, 6 : 53, 1963.
（9）Müller-Suur, H.: Die schizophrenen Symptome und der Eindruck des Schizophrenen. *Fortschr. Neurol. Psychiat.*, 26 : 140, 1958.
（10）Müller-Suur, H.: Das sogenannte Praecoxgefühl. *Fortschr. Neurol. Psychiat.*, 29 : 145, 1961.
（11）小出浩之「分裂病から見た思春期」中井久夫、山中康裕編『思春期の精神病理と治療』岩崎学術出版、一九七八年。
（12）長井真理「村八分論」岩波講座『精神の科学8』岩波書店、一九八三年〔本書第Ⅴ章〕。
（13）Bateson, G., Jackson, D., Haley, J. Weakland, J.,: Toward a Theory of Schizophrenia. *Behavioral Science*, 1 :

251, 1956.

(14) Holm-Hadulla, R-M. : Der Konkretismus. *Nervenarzt*, 953 : 524, 1982.

(15) Peters, U. H. : Wortfeld-Störung und Satzfeld-Störung. *Arch. Pschiat. Nervenkr.*, 217 : 1, 1973.

(16) P・リクール「説明と了解」久米・清水・久重編・訳『解釈の革新』白水社、一九七八年。

(17) 長井真理「つつぬけ体験について」臨床精神病理、二巻、一五七頁、一九八一年〔本書第Ⅱ章〕。

(18) P・リクール「言説における出来事と意味」前掲書。

Ⅷ 「悲劇」の生成としての境界例

一 はじめに

境界例の患者との付き合いを通じて度々受ける、いくつかの印象がある。そのひとつは、さしあたり漠然とした言い方で言うなら、言語における恣意性の欠如あるいは一義的な意味の過剰とでもいったような印象である。例えば患者はほとんどあらゆる事柄に関してつねに何らかの態度をとり、しかもそれ以外の態度決定に対してはきわめて排他的であって、治療者にも患者の理解通りに寸分違わず理解することを要求するように思われる。必然的に治療者は、患者の言う言葉を「正確に」理解し、自分の発するどんな言葉もつねに患者が受け取る意味を予め考慮しつつ、その意味以外の意味を込めないように発することを強いられることになる。つまりそこには、通常はある範囲内で許される解釈の自由とか、新たな意味の発見とか、恣意性のもつ安楽さというものに乏しいのである。見方をかえて言うなら、彼らの言語は、総じて伝達的（呼びかけ的）機能ならびに表現的機能が優位に立ち、通常なら描写機能が前景に立つような、何らかの事柄についての客観的陳述の場合ですら、あくまで重点は前二者にある。境界例患者との付き合いがもつ特有の「しんどさ」の一因はこの点にあると思われる。

この言語の機能分類はK・ビューラー[3]による。この三機能はいかなる発話においても絡み合っていて分けられるものではなく、したがって語自体によっては定義されず、むしろ言語使用の状況によっていずれが前景に立つかが規定される性質のものである。（しかしむろん厳密に言えば、例えば「もしもし」という語はそれ自体としてでもすでに専ら相手への呼びかけ機能をもつものであり、例えば見ず知らずの人に突然「もしもし」と言ったとしたら、かりにそれが相手に呼び掛けたのではなく独り言のつもりだったとしても、言われた人は大抵の場合は自分に話し掛けられたと受取ることになるだろう。だから正確には、これらの機能は語自体とコンテクストとの関数によって規定されると言った方がよいだろう）。例えば眼の前にある赤い花を見て、ただ単にその赤い花を客観的に描写しているかのような状況で「この花は赤い」と言う場合でも、境界例の患者が語る場合はこの陳述は概して相手に訴え、自己表出という意味合いを強くもつ。いってみれば、境界例患者の「この花は赤い」という陳述は「私があなたに「この花は赤い」と言う」と言っているようなものであり、「私が」と「あなたに」が——事後的な結果あるいは効果として——強調されてしまうような形でなされるのである。そのため、通常は特別の返答を必要としないこのような状況でも、境界例の患者に対しては聞き手は相槌なりなんなり返さざるをえないことになる。あるいは逆に言えば、こちらがただ単に描写的に述べた言葉でも、あるいは単に何も言わないこととしての「沈黙」でも、患者はより多く「自分に」向けられたメッセージとして受け取りやすい。といっても何も患者は、表立った誤解やコンテクストから大きくはみ出した発話をするわけではない。つまり以上の記述は、実際には会話の操作可能ではない領域、したがって意図的な部分以前の領域に関する事柄であり、単に言葉とコンテクストだけを捉える限りでは見えない領域に関わるものである。このような言語以前の領域に言語の機能分類を適用するのはかなり無理があるかもしれないが、しかし本来この機能分類には言語以前の諸要因によって規定される部分が無視できないように思われる。

　境界例患者のこのような言語の傾向と対極をなすように思われるのは、分裂病者の描写機能優位の言語である。これについては以前に触れた[9]のでここでは立ち入らない。

　このような印象とならんでさらに、境界例の患者には独特の存在の重苦しさとでもいったような感じが付きまとっている。先の意味の過剰さの印象が間主観的に、他者との交わりを介して生じるものであるのに対して、この感じはどちらかと言えばより根源的な領域、生あるいは身体的な次元に起源をもっているように思われる。例えば「透明人間になりたい」という願望は境界例に限らず、分裂病者にもしばしば見られるものであるが、境界例患者が訴える場合はよく聞いてみると、多くの場合それは主体性の消去の願望ではなく——つまり正確に言うなら、そのつど主体性を引受けざるをえないという事実性から解放されたい（このことは同時に大いなる主体性の永続的確保を意味する）という願望ではなく——、何よりもまず自分の身体的個別性から解放されたいという願望——もちろん両者は密接に絡み合っているばかりか、究極的には同じことかもしれないが——を意味するという事実も、このことを物語っているだろう。

境界例患者にほとんど必発といっていい、やせ願望や自殺企図も同様に、身体をもつことからの解放をめざすものという意味方向で解するべきであろう。境界例患者の自殺念慮が一次的には死の概念それ自体とはあまり関連をもたないように思われるということも、同じことを指している。（といってもこのことは、自殺の成功率の問題とは直接には関係がない。無論、境界例患者は頻繁に自殺企図をする割には一般に成功率が低いことはよく知られた臨床的事実ではあるが、死のうとしても死ねないことがあるのと同様に、死ぬつもりがないのに死んでしまったということもある）。ということも、同じことを指している。あるいは逆に、境界例患者にとっては「死」はまず第一に身体的個別性の抹消を意味するという見方も可能かも知れない。しかし元来定義不可能な、あるいはむしろあらゆる定義を逃れることを本質としているとも言える「死」に対して、このように早急に意味付与をすることは危険だろう。さしあたっては、われわれは死のもつ意味が人によって、さらには場合によって様々に異なるということを確認するだけで満足しておくべきである。

このような存在の重苦しさは、境界例患者が被っている特徴的な気分に対応している。すなわち、無快楽（anhedonia）とか退屈（boredom）とかあるいは空虚（emptiness）などという名称で呼ばれてきたそれである。この気分は、その持続性および未分化性という点で、通常の気分障害における気分変調（Verstimmung）とは明らかに現象形態を異にしている。テレンバッハ[12]はハイデッガーの情態性の分析に基づいて、メランコリーの気分変調は「現存在に対してみずからの重荷性格（Lastcharakter）に直面して自己を開示することを許さなくする」ものだとしているが、これに対して境界例患者の気分はむしろ、患者の自己を現存在の重荷性格に直面させることによって、患者が自己を開示することを可能にするものであるように思われる。ハイデッガー[7]は、このような気分による開示が普通の認識作用による開示にくらべて、より根源的でありまた到達範囲も深いことを指摘している。つまり、気分には、通常の悟性による——本質的に恣意的な——認識とは全く異なった——断定的な——認識を可能にする力がある。気分の自己開示作用から生まれた認識には、悟性的認識の場合とは比べようのないほどの確信が伴う。上述の第一の印象における、患者の自己理解の排他性と強い確信はこれを証左するものである。

境界例患者から受けるさらに第三の印象は、一見わかりやすい——いささか陳腐な印象さえ受けるような——物語の形成である。これはさしあたっては、生活史（Lebensgeschichte）および病歴（Krankengeschichte）の形で与えられる。むろん両者は分かち難く、例えばブランケンブルク[4]は「医師にとってはいかなる生活史も同時に病歴であり、いかなる病歴も同時に生活史である」と述べているが、このことは「人格障害」としての境界例にはことのほか当てはまる。その他の精神疾患では多くの場合、生活史上の「折れ曲がり点」として、あるいは生活史と病歴との境界を画する点として認められる、「病気」の「起始点」が見られないからである。

さて以下においては、この言語、気分、歴史の三つの次元で現れる現象が互いにいかなる関連にあるかを、「物語」として与えられる生活史から出発して考察してみたい。

二 症例

まず典型的な境界例と思われる(DSM-Ⅲの「境界型人格障害」の診断基準を全て満たす)症例の概観を記載しておく。

〔症例〕

症例は女性で、登校拒否を始めた中学一年生の頃より不定期に他医にカウンセリングを受けていた(ほとんどが、母親が本人に代わって通っていたという)が、筆者が担当するようになったのは二一歳のときからである(転院の経緯は患者の体験様式を端的に物語っていて興味深いのだが、詳細は都合で割愛する)。整った容姿と細部に至るまで計算され尽くした個性的なお洒落のため、かなり人目を引く女性。初診時には、後に述べるようなさまざまな不安に苦しんでいること、また「人に病気と認めてもらいたいために来院した」と語る。要領のよい、言語的表現力に富んだ話ぶりはかなりの知性を感じさせる一方で、表情に乏しく全般に抑揚を欠いた淡々とした口調からは、直接的な感情が伝わらないようなもどかしさを覚える。

母親の陳述による家族歴と生活史は次の通りである。(プライバシー保護のため、症例の本質を損ねない範囲内で、事実関係を一部変更した)。

母親は音楽の教師をして生計をたて、「いまだに人に嫌といえない未熟な性格」(母親自身の陳述)で、患者はこの母親と四歳年上の姉の三人暮らし。母親は富裕な地主の末っ子として生まれ、皆に可愛がられて格別の苦労もなく育ったという。患者の父親は無口で穏やかな人だった(母親にとっては「夫というより頼りになる兄という感じの人だった」)が、患者が小四の時、心筋梗塞で急死。この父親は大企業の技術職にあり、生前は仕事が忙しく帰宅は連日深夜近くだったという。家族負因はない。出産は正常だったが、母親が患者を妊娠中は、少し前に同居し始めた夫の養父母との折り合いが最も悪い時期で、母親は精神的にきわめて不安定だったという。養父母は子供が嫌いで、部屋を汚したり、先に入浴させたりするとひどく腹をたてるため、気の遣いっぱなしだったという。患者は幼少時より活発でよく笑い、育てやすい子で反抗期はなかった。母親は「親の欲目かもしれないが、本当に可愛い子」と感じ、また患者の方も特に母親になつきずっと母親と一緒に寝ていた。母親にくっついて離れず、母親がトイレに入ってもすぐに大騒ぎして呼んで探していた。欲しいものは口に出してはっきり言い、特にぬいぐるみをよく欲しがった。姉は照れ屋だったが、患者の方は小さい頃から電話の応対をすすんでしたり、客が来ると先に立って出ていき、上手に挨拶をしていた。今も試験の面接は大の得意だと言っている。幼稚園に上がるまでは、近所の子がよく遊びに来て患者は皆から可愛がられていた。小学校に入った最初から学校を嫌がり、父親の死後はちょくちょく休むようになった。特に運動会とか遠足を嫌がった。父親が死んでからはいろいろごたごたがあったが、それに対して患者は母親と一緒になって心配していた。中一から登校拒否を始めた。この頃から母親との言い争いが絶えなくなった。現在の患者は、母親からみると「昔からああなので特に病気とは思えないが、外の人にはおとなっぽいのに、家ではひどく幼稚っぽく極端、家でもいいときは全く普通なのに、急に不機嫌になると手に負えない。私につっかかってきたり、物にあたったりする」という。

次に患者の主観的な苦痛の源泉となっている、狭義の「症状」を挙げる。

（1）アンヘドニア

大学に落ちてから世の中が急に暗くなった。何をしても面白くない。楽しいことが何もない。何もやる気になれない。将来が不安。毎朝目が覚めた時、何とも言えない嫌な気分。これと言って原因も対象もないのに、寂しいような心細いような感じ。そういう時は怒りもでないし、音楽を聞いても少しも楽しくない。自分と音楽との間が繋がらなくて、隔たりが一枚ある感じになる。

この「世界の暗さ」の気分は、持続的に患者の世界の基調をなしていて、後にみるように、生活史の節目ごとに増幅されていく。

（2）汎神経症的不安

一九歳、予備校の好きな男性にふられて暗い気持ちになっていた夜突然、「死んだらどうなるか」という考えが浮かんだら怖くなった。死んでも、魂だけひとりぼっちでどこかをさまよい続けるのではないかと思う。大学に落ちてからはほとんど毎晩のように、このことが浮かんで眠れない。その他あらゆるものが怖い。人が怖い。生きるのが怖い。死ぬのも怖い。要するに一人になるのが怖いってこと。電車に乗っていると、このまま止まらなくなって死後の世界へ行くのじゃないかと思う。エレベーターに乗っていると落ちたらどうしようと思う。刃物を見ると、これで人や自分が傷ついたらどうしようと思い、火を見ると火傷したらどうしようと思う。人が死んだニュースやオカルト映画を見ると怖くて眠れない。(1)の不安にくらべてこの不安は、まだしも対象を有していて、その意味では恐怖に近い。しかし通常の神経症性不安を形成するほどまでは境界づけられてはいない。

(3)過去の現前的・直観像的過剰想起

過去のことが昨日のことのようによみがえる。例えば急にY先生〔後に生活史中に登場するが、母親のかつての恋人で患者が嫌っている人物〕の言った言葉とかY先生が家にいたときの嫌な雰囲気とかがありありと思い出されてくる。そうなると母に対して怒れてくる。人に自分の気にしていることを言われると、そのまま残る。言われた言葉がそのまま耳元で聞こえる感じになる。こういう傾向は父親の死後から始まり、今では習慣のようになってしまっている。

(4)心身症状および自己身体像へのこだわり

小六の夏休みを境に急激な体重増加(一〇キロ)、湿疹、便秘症、胃炎などを来すようになる。「それ以来、食べること即太ることと思われて、以前のように気楽に食事ができなくなった」という。様々な手法でダイエットを試みるが、体重は四、五キロの減少にとどまっている。しかしやせ願望は強く、ときに「やせればすべてが解決する」とまで言う程である。その他の身体症状も多かれ少なかれ不安の源泉となっている。特に野菜や肉類などに素手で触れると湿疹ができるため、「これでは将来とても結婚はできない」という。また便秘症は、不安神経症者によく見られる不安代理症としての下痢と同様に、しばしば外出不安の原因になる。また人と会う前、特に相手が男性の場合は、一分の隙もないほど完璧に身支度をしないと出掛けられない。忘れないように爪の手入れ、髪型、靴磨きなど準備すべき項目をあらかじめ紙にメモして念入りに外出の準備をする。また話の内容もある程度準備していくのだという。このようないささか強迫的な傾向はすでに小学校の頃からあり、忘れものがないか学校へ行く前に何度も点検していたという。

また頭痛、胃痛、吐き気などは、「人に嫌なことを言われたり、母への怒りをこらえていると出る」という。

筆者がこの患者の治療を担当したのは、転勤のため治療者を交代するまでの約三年間である。詳細な経過は省略するが、現在なお外来治療が継続されており、大きな変化は認められない。

三 「悲劇」としての生活史

次に患者自身によって物語られた生活史を示す。

(1) 幼稚園に入った時、母と離れるのがいやだなあと思ったのをよく覚えている。それが学校嫌いの始まり。悩みの始まり。幼稚園と家とでは全く人が変わったみたいになった。小学校に入ってからますます集団嫌いになった。

(2) 小四のときに父が死んでから嫌なことばかり。父はやさしくて楽しい思い出を沢山つくってくれた。父の死後、母ががらっと変わった。それまでは気丈な人だったが、よく泣く頼りない人になった。父の死後四ヵ月して、母は近所の男性と付き合い始めた。家に泊りにくるようになって、母を取られたような気がした。どういうつもりかと母を問い質しても母親は、「私は不幸なのよ、この気持ちは子供にはわからない」と言って泣き出す始末。ひどく不機嫌になって、朝、食事も作ってくれなかったが、その男性が来ると急に元気になった。変わった母を好きになれなかったが、母は母、自分は自分と切り離して、母を憎むこともできず、苦しくてたまらなかった。母はすっかり弱い人間になって、私に頼りきりになり、何事につけ私が相談役になった。(患者が実際にいかに母親の力になっていたかは、後に父親の養父が亡くなって養母を引き取ってほしいと父方の親族が要請してきた際、うろたえる母親を見るにみかねて、患者が家裁に相談に行ったりしてひとりで引き取らなくてもいいように段取りをつけたという話からも知ることができる)。その男性が離婚して母と結婚したいと言い出すと、母は、それまでは私の気持ちなど無視しておきながら急に「子供が嫌がっているから」という理由を出して、その人から遠ざかった。

(3) 小五のとき代わった担任のY先生は、人を最初から決めつけてかかるタイプの人で、生徒の前で人と人を比較してコンプレックスを持たせるようにしたり、お説教ばかりしていて、最初から好きになれなかった。小六になってY先生が家庭訪問で家に来て、母と気が合い長く話し込んでいた。それから間もなく、母はY先生と付き合い出し、小六の夏休みはずっと家に泊まっていた。その頃から母とうまくいかなくなった。小六の夏休みに生理が始まったが、同時に急に太り出した。すごいショックだったのに、二学期に学校へ行くとY先生が皆の前で太ったことをからかった。それからますますY先生のことが嫌いになった。その頃から体質も変わって、湿疹がよくできるようになった。野菜に触っただけで湿疹ができるので、料理もできなくなった。

(4) 中学校に入ると、Y先生が家に同居するようになった。それから張り詰めていた気持ちが切れて、どうにでもなれという気になり、中一の二学期からもう学校へは行けなくなった。厳しい校則が沢山あって、学校自体にもなじめなかった。かといって家もY先生がいるため落ち着かなかった。登校拒否をするようになると、学校の先生や親戚の人たちが入れ代わりたちかわり家に来てお説教をするようになった。Y先生はここぞとばかり責め立てるし、その頃ちょうど、母が胆石になったが、そのことまで私のせいだと言われたし、経済的に援助を受けている母方の叔父からは「裏切り者」という言い方をされた。母は母で、Y先生と母とのことの仕返しに登校拒否という仕打ちをしているのだろうと言い出して、それにショックを受けた。そんな具合に、皆から三年間にわたって責められた。中学校の三年間は、自分がどんどん底無し沼に沈んでいく感じ、世界中に闇がワーッとかかっていた感じ、自分に爆弾が落ちた感じで、自分がばらばらになった。自分で自分のこと、学校へ行く能力もないだめな人間と思うようになった。中三のとき発作的に睡眠薬を飲んだが、皆は心配するどころか逆に責めた。もう何をしても母はY先生を追い出す気はない、私のことを考えてはくれないだろうと悟った。

(5) 中学校の授業は一切受けなかったが、勉強は好きで家で一人でやり試験だけは受けていたので普通に卒業できた。卒業後、学校へ行く必要のない通信制高校へ入った。Y先生は高三の冬に結婚してやっと家を出ていった。高一の頃から、T県の国立K大学へ入りたいと思っていた。T県は毎年、父に連れていってもらった思い出の地。父は自然を愛していた。T県には美しい思い出があって、K大学に行けばその頃の自分をとり戻せると思った。K大学に入ることだけが希望の光、自分の支えになり、猛勉強を開始。予備校では友人もできて少し明るくなった。しかし、一浪して一三〇パーセントぐらいの力を出したのに入試に落ちた時、世の中がぱっと変わった。あれだけやったのに落ちたから、もう神に見放されたということだと思った。それ以来もう何もやる気がしなくなってしまった。なにもかもK大に比べるとつまらないことのように思える。もう自分の人生は終わってしまったという感じがする。

以上は、紙幅の関係で一部を割愛したが、患者の言葉通りにおよび語られた順序通りに記述してある。むろん、個々のライフ・イヴェントの寄せ集めから成る客観的・記述的な——真の意味での「歴史性」(Geschichtlichkeit)を欠いた——「外的生活史」とは違って、「内的生活史」(ビンスヴァンガー)および、そもそも『歴史』とか『歴史性』と呼ばれるもの」は、「対話的な出来事」(dialogisches Ereignis)[13](ヴュス)であり、対話において初めて成立するものである。だから、この患者によって語られた生活史も、その成立に関しては治療者の共同参与という要因を除くことはできない。つまり、治療者が異なれば異なった生活史が生まれる可能性もあるということである。そして患者自身によっても——自分自身との対話のうちで——生活史はつねに改変されうる。このことはフロイト以来すでに精神医学の常識に属する事柄で、とりたてて言うほどのこともなかろう。精神分析に限らず、広い意味での精神医学的治療は、こうした生活史の意味の改変可能性を前提としている。

とはいえ、この患者の生活史は、例えば多くの分裂病者のそれとは異なって、ディテールの豊富さという点で、および治療のごく初期に、完結した物語のように高い構成度をもって自発的に語られたという点で際立っている。個人の生活史は、普通これほどの物語性を帯びてはいないこと、さらに治療の進展と共に徐々に語られるものであること、しかしその場合でも至るところ不明瞭な部分を残すものであることなどを考え合わせると、このような「一義的な明瞭さ」をもった生活史というものは、それ自体やはりかなり特異なものとみなさねばならないだろう。このような生活史産出の体質因的な基盤としては、おそらく上述の「直観像的・過相貌化的」な想起の形式が考えられるだろう。（文学の領域には同様の想起の形式に基づいて生み出された生活史の例が多く見出される。例えばルソーの『告白』などはその好例であろう。）このような生活史は妙に聞く者を納得させる。すなわち、患者の苦悩が「わかりすぎるほどわかる」という感慨を起こすのである。このような早期に生じる「了解過剰性」はしかし、ある意味では分裂病者の「了解不能性」に勝るとも劣らないほど「了解不能」ではないだろうか。

こうした「了解過剰性」は、一体どこから生じるのだろうか。患者の語った生活史の形式のうちにその要因を求めることができるだろうか。できるとするなら、いかなる生活史の形式が上において一義的明瞭さと呼んだものを構成しているのだろうか。

上に記載した生活史を各小区分（番号を付してある）ごとに簡略化して示すと、別表のようになる。「出来事1」は「発端」となった大きな事件、「出来事2」は「出来事1」のすぐ後に、あるいはほぼ同じ時期に起きた事件、あるいは(1)では「出来事1」の患者にとっての意味がこの項目に掲げてある。「患者の変化」の項目は、「出来事1」と「出来事2」に引き続いて生じた患者の心理的あるいは身体的変化や行動である。

この表からわかるように、発端としての「出来事1」に続いて生じる「出来事2」は、(5)の「高校入学」の項目を除いては決まって患者にとって不幸な結末をもたらすものとなっている。しかし、「出来事1」および「出来事2」と「患者の変化」の間は、「……とき」「それから」「それ以来」などの時間的な同時性あるいは継起性をあらわす接続詞によって結び付けられているだけで、例えば妄想患者によく見られるように、決してことさらに因果関係が主張

	出来事1	出来事2	患者の変化（苦悩の深化）
(1)	幼稚園入学	幼稚園に入った時、母と離れるのが嫌だなあと思った	学校嫌い＝悩みの始まり
(2)	父親の急死	父の死後、母ががらっと変わった（母親の男性関係）	父が死んでから、嫌なことばかり 父が死んでから、時々学校を休むようになった
(3)	Y先生が担任になる	母親とY先生との付き合い始まる	その頃から母とうまくいかなくなった 急激な体質の変化
(4)	中学校入学	Y先生の同居	それから張り詰めていた気持ちが切れて……もう学校へは行けなくなった
	登校拒否	学校の先生や親戚の人からの説教	全く孤立してしまった 自殺企図
(5)	高校入学	K大学（＝父親の世界）入学を目標に掲げる	K大学に入ることだけが……自分の支え
	浪人して猛勉強	大学入試不合格	入試に落ちた時、世の中がぱっと変わった それ以来……もう自分の人生は終わった

されているわけではない。それにもかかわらず——あるいは、それだけに一層——患者の苦悩はそれに先立つ出来事の「結果」として生じたかのような印象を受けてしまう。つまりわれわれは、ある出来事にすぐ引き続いて急激な変化が起きた場合、知らず知らずのうちにその出来事ゆえに変化が起きたとみなしてしまう。時間的継起性を因果連関へと変えてしまうのである。このような時間的継起性から論理的因果性へのすりかえは、バルト(2)によると「物語活動の原動力」だという。「物語はその構造自体によって、継起性と因果性、時間と論理との混同を制度化する」。むろんこのような混同は、聞き手の参与なしには生じない。われわれの患者の生活史＝物語に関しては、むしろ聞き手＝治

療者の方が勝手に混同をもち込んでいるかのようである。しかし、ここで言う「時間的継起性」における時間とは、均質な時計時間のことであり、このような時間が実際に体験される時間とは別物であることは言うまでもない。「その後」「それから」「そのとき」などの言葉を使うときにはすでに、単なる時計時間における継起性以上の何かが語り出されているのである。むしろ時計時間的継起性こそが、二次的抽象によって後から生活史に読み込まれたものであるといってよい。

いずれにしろ、語り手と聞き手と語られる物語の三者の相互作用によって生じる、因果連関設定という「物語活動の原動力」に導かれて、生活史＝物語のなかで患者はしだいに苦悩の度合いを深化させていく。唯一の例外は、(5)の高校入学に引き続く「希望の時代」であるが、これも、次の大学不合格とそれによる「暗い世界の到来」の必然性とその暗さを強調するための前奏曲にすぎない。そしてついに、「人生の終わり」(アンヘドニア)および「死んでも魂は独りでさまよい続ける」(不死不安)という「結末」をむかえる。つまり患者の生活史は、「発端」となる出来事、それに引き続いて起きた出来事によって患者は運命の急変ないしは逆転を被るという単純な「筋」の反復からなっていることがわかる。

このような運命の逆転を伴った「筋」は、アリストテレスが[(1)]『詩学』のなかで、「複合的な物語(ミュートス)」と呼んで「悲劇」の構成要素として最も重要視するものにほかならない。さらにこの「物語(ミュートス)」は、アリストテレスによると「出来事の組立て」のことであり、「始めと真中と終わり」をもった「ひとつの全体」として構成されねばならないという。この「始めと真中と終わり」は、時計時間的順序のことではなく、「『始め』とは……それの後には他のものがあったり生じたりすることが本来的にきまっているところのものである。逆に、『終わり』とは、それ自身は他のもの——必然的な帰結として、あるいは多くの場合にそうなるという意味で——後にあるのが本来であるが、それの後には他のものは何もないところのものである。また『真中』とは、それ自身が他のものの後にあるとともに、それの後にも他のものがあるのが本来であるところのものである」(傍点筆者)。つまり、「始めと真中と終わり」は「本来の」順序のことで、さらに「本来の順序」とは論理的因果性あるいは蓋然性の関係を指している。

すぐれた悲劇の条件として不可欠なのは、このような物語の「もっともな成り行きとして、もしくは事の必然不可避の帰結として」(傍点筆者)、主人公の運命の(幸福から不幸への)「逆転(ペリペテイア)」もしくは「認知(アナグノーリシス)」(「無知から知への転換――そしてそれによって愛情または敵意へと心情が転換すること」)および「苦難(パトス)」を伴うことであるとされる。出来事の「順序」と同様にここでもまた、主人公の運命の転換と出来事の間には論理的必然もしくは蓋然性の関係があることが必要とされる。物語と主人公の運命の転換がこのように、論理的因果性もしくは蓋然性の関連によって構成されていることによって、「[観客に]いたましさと恐れの感情をよびおこす」という悲劇の効果が生まれるのである。

むろん、アリストテレスのいう悲劇の定義は当然ながら当時のギリシャ悲劇を念頭においてなされたものであることを度外視することはできないが、それでも上述の物語ならびに主人公の運命転換の構成形式という悲劇の根幹に関しては、われわれの患者の生活史がアリストテレス的な意味での「悲劇」の条件を満たしていることはすでに明らかであろう。つまり、境界例患者の生活史を聞いて受ける「了解過剰性」の一因は、それが治療者との間で「悲劇」として成立するという点に求められるように思われる。しかしここで、悲劇の構成条件としてアリストテレスが繰り返し、「もっともな成り行き」とか「事の必然不可避の帰結」とか「本来的に決まっている」などと述べているものが何であるかという疑問は依然として残る。というのも、そこには単なる論理的因果性以外にも、例えば、肉親の死や愛する人との別離といった「出来事」は文句なしに不幸な体験だといった「自明性」や「常識」、あるいは親殺しや近親相姦の罪といった「神話」がすでに前提となっているように思われるからである。そしてこうした「常識的」な出来事連関を患者も治療者も前提とした上で初めて、アリストテレス的な意味での「悲劇」が成立し、「了解過剰性」

が生じると思われる。さらに、精神病の「状況因」やライフ・イヴェント研究もこのような出来事連関の「自明性」

をある程度前提とした上でなければ成り立たないであろう。しかし、ここではこの問題にこれ以上立ち入ることができない。

四 「悲劇」の起源としての他者

次に生じる問いは、「悲劇」としての生活史の生成の起源への問いである。つまり、患者の語られた生活史が「発端」から「出来事」を経て「運命の逆転」へと至るという反復構造から成り立っているとするなら、そのような反復構造は患者の「実際の」体験のある特定の形式に基づくものなのか。もし基づくものだとするなら、それはいかなる体験形式であるのか。このことは言い換えれば、語られた歴史から語られる以前の歴史へと眼を向けることである。もちろんこのような問い方はすでに、実際の「原体験」といったようなものがあるということ、そしてそうした「原体験」とそれについての「物語」との分離可能性、および前者の後者に対する基礎づけ的関係、これらを前提としていることは言うまでもない。しかしそれでもやはり、さしあたってわれわれはこの問いから始めざるをえない。まず、理解を容易にするために、患者の主要な他者との間の関係を素描しておく。

ＤＳＭ－Ⅲの記載にもあるように、また上述の母親による陳述からもわかるように、少数の近い関係にある他者（この患者の場合は主に母親）に対する態度とそれ以外の他者に対する態度との差が著しい。母親以外の他者とは、言語的接触が中心で、しかもその際用いられる言葉は標準語で、またしばしばその流暢さが鼻につくほどのおとなっぽい礼儀作法を身に着けている。（ただしそれは、その他者との関係が表面的接触を中心にしている限りのことだが、患者の他者との関係はほとんどの場合そうした表面的なものにとどまっている)。これに対して、母親との間では方言が用いられ、また身体的接触や行動的接触(物に当たる、自殺すると脅かす、母親の目前で手首を小刀でつつく、自殺の目的で大量に服薬するなど)も大きなウェイトをしめる。この患者の態度と相補的に、母親自身も外部の人に対しては標準語を、患者に対しては方言を使用し、また患者の前では泣いたり怒ったりの感情表出が多く見られる。母親に対して怒りの爆発が生じるのは、決まって母親との二人関係の持続が妨げられる時である。例えば、母親が仕事で出掛けようとするときには、外出している間に死んだ父親の元に行くからと脅迫し、母親が弟子にレッスンをしようとすると、出来ないようにピアノに鍵をかけてしまい、母親が庭で愛犬と遊んでいると、相手をしている時間を計り、自分の話をそんなに長く聞いてくれたことはない、自分より犬の方が大切かと激しくなじったり、「その犬はY先生がもってきた犬ということで」Y先生の代わりだと思うとよけいかわいいのだろうと皮肉る(ちなみに患者自身はこの犬とは一線を画し、かわりに猫二匹を可愛がって自分の味方につけている)。母親と親密な他者も徹底的に排斥される(Y先生、母親の愛犬、頻繁に来訪する親戚の男性など)が、その怒りは当の他者に直接向けられることはなく、すべて母親に向けられる。

以上のように、近親者に対してしがみつき、相手の持続的な「現前」を求め、ほんの短時間の間の相手の不在に対しても耐えられず、その都度この患者のように怒りを爆発させたり、抑うつ的になったりするという特徴はほとんどの境界例患者でみられるが、これについては以前に[10]「現前と再現前との間のずれの乏しさ」という観点から論じておいた。ここでは、このような他者との関係のありかたに何か「悲劇」の起源となるような形式が認められるかどうかが問題となる。

この問題の理解に役立つと思われるのは、治療期間中にたまたま進行していた患者の恋愛体験である。患者はこれまでの恋愛の「歴史」を総括して、「男性を好きになってもかならず三カ月ぐらいでふられる。私が意志表示すると決まって相手は私から離れていって、別の女の子と付き合い出す。一度でいいから互いに恋人同士という幸せな関係になってみたい」と述べている。つまり、患者によって言語化された「語られた恋愛」においては、「自分が相手に愛情を注ぐ」──→「相手からの一方的な拒絶」──→「理不尽な不幸」という、生活史の場合と類似の構造をもった「悲劇」の生成が見られるわけであるが、その頃進行していた恋愛についての話から次のような「語られる以前の恋愛」の事情がわかった。

患者には、最初まず相手から一方的に言い寄られる時期があり、その間は患者は相手に対して「好きか嫌いかよくわからない」という気持ちで、積極的な態度には出ない。面接時にもほとんど話題にならない。相手が半ばあきらめて別の女性と交際し出すと、「急に腹立たしくなり」、自分の方から積極的に電話をしたり手紙を出したりするようになる。相手から「もう以前のような気持ちではない」ことを聞かされると、「カッときて、思わず、それなら私を殺してよ、と叫んでしまった。そんなこと考えてないのに。それからその人に対するわたしの気持ちが〝誠実でやさしくて真面目〟から〝軽薄で嘘つきで不誠実〟へとイメージが一八〇度変わってしまった」となる。そして面接では、この頃からさかんに、自分がどれほど相手に一途な気持ちを捧げたか、相手がその気持ちをいかに無残に踏みにじったかが語られるようになる。こうして「いつもふられる」悲劇的な自己イメージと自分を騙した嫌な男性という他者イメージが記憶に定着するにいたる。ここで他者のイメージは、患者の陳述からもわかるように、どこまでも自分と当の他者との関係によって規定されている。自分との関係から独立した、相対的に客観的・恒常的な他者を構成することはほとんど不可能であるように思われる。患者の語る、他者の属性についての描写──ここでは、誠実、真面目、軽薄、嘘つきなどの表現──は、患者と当の他者との関係の描写として受け取らねばならないだろう。

ここで、失恋を境にそれ以前の恋人にポジティブな、失恋後の恋人にネガティブなイメージが付与される点に着目すると、自己イメージと対象イメージの、それぞれグッドな側面とバッドな側面とのスプリッティングという、カーンバーグやコフートの図式が思い浮かぶだろう。確かに語られた恋愛、すでに「悲劇」として成立した恋愛についてはこの図式は妥当するように思われる。しかしこの「悲劇」としての恋愛の成立過程を継時的に辿ってみると、この二極化は決して同一次元の対称的な二極化ではないことがわかる。すなわち、まず相手の愛が完全に自分に向けられている間は、恋人のイメージははっきりした像を結ばない。次いで、相手の愛が自分から少し遠のくと、患者は相手に対して好きという意志表示をするようにはなるが、恋人のイメージはこの時点でもまだ漠然としている。相手からふられたことが明白になった時点で初めて、「軽薄で嘘つきで不誠実」という、相手のバッドなイメージが明確になり、それと同時に、「真面目で誠実(だった)」というグッドなイメージが事後的に構成される。この事後的に構成された過去の他者イメージはあまり強い情動を伴わず、輪郭も不鮮明である一方、バッドな現在の他者イメージは怒りの強い情動を伴い、輪郭も鮮明である。

このような他者のイメージ変遷は患者と関わりを持つ重要な他者のほとんどに見られる。例えば家によく遊びにくる姉の恋人に対しては、「私には無関心で、害がないというか、良くも悪くもない人」というイメージだったが(このイメージ自体が事後的に形成されたもの)、あるとき、その人が自分の部屋に勝手に侵入してきた夢を見た途端、「本当にその人に触られたような気がして腹が立ち、急にその人が嫌なイメージに変わった」。母親のイメージも、このようなイメージ変遷の絶えざる反復から成り立っていると言える。例えば、たまたま母親に対する暴言や行動化の見られない時期に母親について尋ねると、「お母さんってどういう人かよくわからない。感受性があるようなないような、鈍感なような敏感なような……」という。あるいはまた、生活史においては一貫してグッドなイメージを与えられているかに見える父親についても、あるとき「父は無口な人でそう喋ったことはなかった。でも尊敬していたけど威厳があった」とふと洩らしているところをみると、「物語」の外部での父親は曖昧な存在だったように思われる。

以上からわかることはまず第一に、完結した悲劇における「発端(幸福)」から「出来事」を経て「結末(不幸への逆転)」へという構造は、患者における悲劇の成立過程では順序が逆になることである。つまり、患者において生成されつつある悲劇においてはまず「結末」が与えられ、そのあとになって初めて「発端」が形成されるのである。患者が言いたいのは、あくまで「(不幸な)結末」であって、「(幸福な)発端」はこの結末を強調するためにあとから付け加えられるといっても言い過ぎではないように思われる。第二に、患者における悲劇の成立過程においては、「発端」も「出来事」も「結末」もすべて他者から与えられるという体験特徴である。例えば恋愛体験は、相手が患者を好きになることによって「始まり」、相手が患者をふるという「出来事」によって、不幸な「結末」に終わる。

恋愛の発端において、患者が相手に「好きでも嫌いでもない」という曖昧な態度を示すことは見方によっては相手をふるという能動的行為を意味し、したがって相手が患者をふったという「出来事」も患者からふられたことに対する相手のあきらめの表明を意味すると思われるが、このような意味形成へと至る道は患者には全く閉ざされている。後に悲劇のなかで「自分から好きだった」とされる「発端」は実際には相手から全面的に患者に愛が捧げられていてしかも患者の方は「好きでも嫌いでもない」という時代のことである。つまり患者にとっては、「自分が愛する」ことは「相手から愛されること」として、そして「悲劇」の結末において「相手を嫌う」ことは「相手から嫌われる」こととして体験されるのである。もっとも愛の領域は、愛されることを愛したり、愛されることを愛することを愛したり、愛することを愛されることを愛したりという――まともに考えると頭がおかしくなりそうな――奇妙な無限の入れ子構造がごく当たり前として通っている世界だから、この領域での――主客逆転の――「受動的」体験形式はとりたてて不思議なことではなかろう。

ここで「主客逆転の受動的体験形式」といっても、分裂病性体験のような主体の二重化が生じるわけではない。つまり、そのつどの日常的な行為主体や思惟主体が先取り的に奪取されるわけではないのである。日常的な行為に関しては、それが日常性の枠内にとどまる限りは、境界例患者はいささかの問題も示さない。日常性とは、そもそも悲劇の反対概念である。ブランケンブルク[4]によれば、「現存在の日常性とは、歴史のドラマ性を奪われているということがその概念に属しているものである」という。歴史のドラマを形成するものは日常性から切り離されていなければならない。歴史のドラマの形成とはまた、意味の形成のことでもある。毎日の習慣的動作はほとんど何の意味ももたない。朝起きて、顔を洗って、朝食を食べてといった延々と繰り返されてきた同じ行為が、生活史のなかに組み込まれることはまずない。われわれは一〇年前の失恋はよく覚えていても、一〇年前に毎日繰り返していた洗顔、歯磨きなどの行為の情景はまず思い出すことはできない。

しかし、日常性が日常性を保っていられるのは、意味が奪われている限りにおいてである。われわれの患者は、母親の外出という、普通なら日常性に属する出来事から「母親から見捨てられること」という意味を受け取ってしまう。場合によっては、トイレの使用という日常的行為でさえ、「自分がトイレに入ろうと思っていたときに先に母や姉が入ってしまうと、自分への嫌がらせかと思う」という意味を獲得する。しかも患者の場合、この意味はもっぱら「他者から自分へと向けられた意図」として受け取られる。ここから、冒頭で述べた言語の「呼びかけ的機能」の優位も生じる。元来は自分へ向けられたメッセージではない、他者の行為や言葉がメッセージ性を帯びてしまうのである。しかし、単にそこにはない他者の意図を読み取ると言っただけでは、関係妄想における自己関係づけと区別されなくなってしまう。「(自らの)受験の失敗」という実際には自ら招いた行為が「神が自分を見放した」とされることにも端的に示されているように、境界例患者ではむしろ、自分の現にある状態がもっぱら「他者から由来するもの」として感じとられるのである。

したがって、境界例患者にとって他者は自らの由来の鍵をにぎる者となる。由来を知る者と知られた者という、絶対的に不平等の関係は世界にひとつしかない。いうまでもなく親と子の関係がそれである。このような関係規定はむろん出生という事実に基づくものではあるが、しかし単なる「事実」としての出生はこの関係規定にとって必ずしも必須ではない。自分はこの親から生まれたという思い込みさえあれば十分である。逆にたとえ出生の事実があっても、思い込みがそこになければ親・子関係は成立しない。オイディプス王の悲劇をあげるまでもなく、事実としての親子関係は思い込みとしての親子関係を伴わなければ、容易に互いに由来を知らない者同士という「平等な」関係に転換しうる。逆にいうと、近親相姦と親殺しは由来を知る者/知られた者という原初的な「不平等性」を解消する唯一の手段となる。しかしオイディプスとイオカステの愛は、互いが由来をしられた者と知る者の関係であったことを知ったことによって、なぜ破滅しなければならなかったのだろうか。このことは、互いに由来を知らない者同士という関係の「平等性」と親子関係の「不平等性」とは互いに両立不可能であるばかりか、前者はつねに後者に道を譲るということを示している。つまり、知った後では知る以前に後戻りすることができないのである。近親相姦の禁止とは、この平等性と不平等性との間の不平等な関係のことにほかならない。

ついでに言うなら、相手の由来を知ることとしての生活史を聞くことと自らの由来を知られることとしての生活史を語ることが一般に——治療においてばかりでなく、普通の他者との関係においても——なぜためらいの気持ちを呼び起こさずにはおかないのかということも、それを由来を知る者と知られる者との不平等な関係に入ることへのためらいと考えるなら理解可能である。境界例患者が生活史を語ることに不思議なほど抵抗を示さないばかりか、むしろ自分からすすんで語るという傾向も、彼らにとっては他者との不平等な関係はごく自然なありかたであることを示すものである。

五　悲劇的認識の起源としての気分性

上においてわれわれは、境界例患者の「悲劇」生成の起源が、彼らの他者との関係の親子関係的不平等性のうちにあることを見た。自らのおかれた状態が他者に由来するものとして感じとられるという患者の自己理解は、さらにもうひとつの悲劇の起源へとわれわれの眼を向けさせる。すなわち、冒頭でも触れた境界例患者に特有の気分や情動の様態である。多くの場合、悲劇が語られるのに先立つ悲劇的体験は強い情動と共に始まる。例えば、患者は恋人の心変わりを告げる言葉を聞いたとき「カッときて、思わず、それなら私を殺してよ、と叫んでしまった」。あるいはまた、母親が外出しようとすると、ただちに患者は妨害的ないしは嫌がらせ的な行動を起こす。そしてこれらの行動を「こらえていると」、頭痛や胃痛などの身体症状が出現する。

境界例患者の他者との関係の不平等性、および他者から見捨てられることへの敏感さ——というよりむしろ、他者のあらゆる行動のうちに「見捨てられる」という意味を読み取る傾向——にはまた、ある種の意志——といってもむろん、意識された意志ではなく、むしろニーチェ的な意味に近いような意志——が働いているという匂いも感じられることを指摘しておこう。つまり彼らは、通常なら見られるような——見かけの上の——「発展」への方向、つまり不平等性を脱却して平等性を目指そうとする方向とは逆方向を向いているように思われるのである。このような「退行」へと向かう方向性は、「反復強迫」としての「悲劇」の生成と共に、フロイトのいう[5]「以前の状態を復元しようとする」死の欲動との関連のうちで捉えることができるかもしれない。

自らを不意に襲うという点において、情動や気分は自らにとってその由来のわからないものである。もちろん、ただ病者だけでなくわれわれはすべてつねに何らかの気分に捉えられている。ハイデッガー(7)は、現存在の、「どこから《ヴォーヘア》とどこへ《ヴォーヒン》が闇に包まれた」「気分づけられてある《ゲシュティムトザイン》」あり方のうちにおいてこそ、現存在の被投性が開示されうるとしている。しかし、さしあたってたいていの場合は、現存在は「それらの気分の開示に従わず……気分において開示された存在を回避している」。このような日常的な気分性《ゲシュティムトハイト》のありかたに対応するものとして考えられるのは、われわれをそのつど捉える気分や感情のその由来の不可知性の忘却であろう。つまり気分や感情は、たいていは「何々の」気分や感情として名付けられ、名付けられることによって、すでに発生的な自己理解をうちに含んでしまっている。「不安」は現実的にはたいていは「ある特定なもの」に対する「恐怖」として、この特定なものから由来するものとして現れるし、「退屈さ」も同様に、例えば「この本は退屈だ」とか「何もやることがなくて退屈だ」というように特定のものから由来するものとして現れる。しかし本来は、不安や退屈さはその「対象」(…に対する vor)と「根拠」(…のための um)に関しては「限定されることは本質上不可能である」(8)。この気分の本来的な非限定的性格は、ハイデッガーによれば(8)例えば「何となく不気味だ」(es ist einem unheimlich)とか「何となく退屈だ」(es ist einem langweilig)という場合の es と einem の限定不能性として現れているという。このような真の不安や退屈さは、そうした気分性の通常の出現様式と違って、恐慌という形をとらない。境界例患者の独特の気分性は、われわれの患者が例えば「何をしていてもわけもなくいらいらしてくる。いらいらと言っても、本当はいらいらという言葉は適切じゃない。これを表す日本語はない。何か不安とか恐怖が混じっているけど、かといってパニックというような慌ただしい感じでもない。何か底のない沼に自分がいるようで、地に足がつかず、どんどん底に落ち込んでいくみたい。何か現実にはないもの、宇宙全体とかそういうとてつもないものが自分に襲いかかってくる感じ。何かにしがみついていないとずんずん下に沈んで行ってしまうような感じ」と、適切に表現していることからもわかるように、その対象と由来に関する未知性、および「存在者が全体として滑り落ちていく」[8]という特徴において、真の――ということはつまり、気分性のもつ開示作用に直面させるという意味で――不安や退屈にかなり近いものだと考えられる。

由来がないということはまた、通常の意味での時間を欠いているということでもある。P・ハートコリス[6]は境界例患者の情動の未分化性を、発達理論的な観点から、時間意識の獲得の不十分さに起因するとみなしている。すなわち、彼によると、原初的で未分化な快・不快の情動から通常の不安、抑うつ、喜びなどの分化した情動への変換は、母親の不在において母親の再現前を待ち受けること、つまり延期された願望充足を先取りすることとしての時間意識の成立によって可能になるという。境界例患者の特有の「退屈」(boredom)の情動は、未来へのパースペクティヴも過去へのパースペクティヴをも欠いた、無限の現在、無意味な対象なき現在に閉じ込められてあることとの感覚だという。このような気分性はしかしもはや、「退屈」とか「不安」とか「焦燥」とかという名称で呼ぶことはできない。むしろ、あらゆる個別的な感情や気分の根底をなし、それらを生み出すような性質をもったものである。

このような対象も根拠も時間も欠いた気分性のうちに「悲劇」の起源を見るとするなら、われわれはニーチェの悲劇の理解に近づくことになる。悲劇についてのニーチェの最初の理解によると、悲劇はディオニュソス的なものにアポロ的なものが結びつくことによって生まれるとされる[11]。ディオニュソス的なものとは、音楽、舞踏などの――創造と鑑賞が同じひとつの今の時間において起こり、また生まれた瞬間に消滅するという生と死の反復構造を特色とするような――非造形芸術に純粋な形で現れるとされる点からもわかるように、通常の意味での時間的パースペクティヴを欠いたものである。すなわち「[ショーペンハウアーのいう、存在の根拠の原理としての時間と空間の純粋直観の形式としての]『個体化の原理』が破れるとき……われわれはディオニュソス的なものの本質に一瞥を投げることになる[11]」。

このような、時間と空間の形式の外部にあるもの、「個体化の原理」の外部にあるものとしてのディオニュソス的なものが、気分としてほかならぬ個体に出現したとき、それはもはや気分としての気分ではない。「快感・苦悩・認識における自然の過度のすべて」[11]であり、強いて言うなら、「嘆きと歓喜の二重の気分をもったもの」[11]である。これに対してアポロ的なものとは、「個体化の原理」に従うもの、仮象としての個体を生み出すものである。そして悲劇は、ディオニュソス的なものにアポロ的なものが触れたとき、「言葉が音楽を模倣する」ときに生まれる。

境界例患者において、アポロ的なものは他者から与えられる。それも文字通り、――われわれの患者が述べた恋愛(失恋)体験に端的に示されているように――他者が自らのもとを去ろうとするとき、すなわちそれまでの、他者がまだ「他者」として明確に成立していないような「平和な時代」が破綻しようとするとき、「個体化の原理」としての他者が現れる。それまでのディオニュソス的な気分性の支配するなかでは他者はまだ他者として出会われてはおらず、他者が現前を欠きつつあるとき始めて、真の意味での「他者」として登場するのである。したがって、時はいつも遅きに失することになる。悲劇の始まりに先立つ「怒り」は、この失った時に対する苛立ち――つまり、初めての時間的パースペクティヴをもった情動――であるのかもしれない。

六　おわりに

境界例患者の独特の気分や情動と彼らの言葉とがいかなる関係にあるかという問題を理解するための手掛かりとして、「悲劇」の生成という視点から境界例を論じてみた。よくあることだが、この着想を得たときには、それまでの疑問が一気に氷解するかのような錯覚にとらわれたが、実際に論じてみると、なかなか事の本質に辿りつけない感がある。特に冒頭で述べた、境界例患者の言語の特性それ自体と悲劇の生成の関連については触れることができなかった。それはおそらく、「悲劇」の生成という観点から言語を見るときには、すでに語られた文の意味の場に身をおくことになり、治療の場でそのつど生じる「話《わ》」の観点がすべり落ちてしまったためではないかと思われる。この問題に関してはまた稿を改めて論じることにしたい。

文　献

（1） アリストテレス『詩学』（藤沢令夫訳『世界の名著8　アリストテレス』中央公論社、一九七九）。

（2） Barthes, R.: Introduction à l'analyse structurale des récits, *Communications*, 8, 1966.（花輪光訳『物語の構造分析』みすず書房、一九七九）。

（3） Bühler, K.: *Sprachtheorie*. G. Fischer, Stuttgart, 1982.

（4） Blankenburg, W.: "Geschichtlichkeit" als Perspektive von Lebensgeschichte und Krankengeschichte, In: *Kommunikation und Perspektivität*. Hrsg. von K.-E. Bühler u. H. Weiß, Königshausen + Neumann, Würzburg, 1985.

（5） Freud, S.: Jenseits des Lustprinzips. In: Gesammelte Werke Bd. 13, S. Fischer Verlag, Frankfurt am Main, 1976.

（6） Hartocollis, P.: Affective disturbance in borderline and narcissistic patients. *Bull. Menninger Clin.*, 44: 135-146, 1980.

（7） Heidegger, M.: *Sein und Zeit*. Max Niemeyer Verlag, Tübingen, 1979.

（8） Heidegger, M.: Was ist Metaphysik? In: *Wegmarken*. Vittorio Klostermann, Frankfurt am Main, 1978.

（9） 長井真理「分裂病者における Anderssein の意識について」高橋俊彦編『分裂病の精神病理15』東京大学出版会、一九八六〔本書第Ⅶ章〕。

（10） 長井真理「境界例における他者の病理」『臨床精神病理』七巻、一七一頁、一九八六〔本書第Ⅵ章〕。

（11） Nietzsche, F. W.: *Die Geburt der Tragödie.* 1872.（秋山英夫訳『悲劇の誕生』岩波書店、一九六六）。
（12） Tellenbach, H.: *Melancholie.* Springer-Verlag, Berlin, 1974.（木村敏訳『メランコリー』みすず書房、一九八五）。
（13） Wyss, v. D.: Biographie als Sinngebung des Sinnlosen? *Z. f. Klin. Psych. Psychother.*, 32: 100-111, 1984.

Ⅸ　分裂病者の自己意識における「分裂病性」

分裂病者に出現する「症状」は、産出的症状にせよ、いわゆる陰性症状と呼ばれるものにせよ、それを個々に記述的に捉えるならば、どれひとつとして分裂病に特異的なものはない。しかし、病者とのなまの関わりにおいては、われわれは個別的・記述的には同じ症状であっても、それが「分裂病性」――この語が研究者ごとにまた精神科医ごとに少しずつ、あるいはまったく異なった意味をもっていることはこのさい不問に付すとして――であるかないかの判断をたえず――適切にあるいは不適切に――行っている。このような判断は、むろん単なる直観や思い込みだけによる場合もあるだろうが、多くの場合はそれまでの臨床経験や知識の積み重ねなどによって総合的に行われている――あるいは行うよう努力されている。いずれにしろここで重要なことは、個別症状の確認の作業とそれらの症状が分裂病性であるという判断の作業とが次元を異にしているということである(したがって、個別症状の総和をもって分裂病とするような――統計的手法や診断マニュアルにおける――分裂病概念は、どれほど症状を細分化しても、またどれほど統計的確率を増しても、つねに近似的な分裂病概念でしかなく、蓋然性を免れえない)。

このような個別症状を分裂病性の症状たらしめているものが何であるかという――まだ十分解明されているとはいい難い――分裂病特異性への問いは、したがって、単なる個別的な症状に関わることだけによっては解明されない。さしあたっては、われわれが患者から漠然と感じ取っている「分裂病性」をできるかぎり精密に記述する作業を積み重ねていく必要があるだろう。このような意図から、ここでは一見非特異的であるようにみえるが、経験的には分裂病者に特徴的だと感じられるような「症状」として、患者自身による自己規定あるいは自己意識の諸様態をとりあげることにする。

一　分裂病者における自己意識の諸様態

分裂病者のなかには、多くは発病初期や病間期において、しかしまた多彩な症状の産出期にあってもしばしばその合間を縫って、主としてネガティブな方向性をもった自己規定ないしは自己意識がみられることがある。このような自己意識は、それ自体としては記述現象学的な意味での分裂病特異性をもたず、したがって通常の意味での診断的重要性にも欠けるため、執拗に訴えられる場合は別として、ことさらに観察者の注意を引くことはない。このような「自己意識」は、古典的・記述的にいえばいわゆる「自我意識(の変化あるいは異常)」の範疇に属するということになるであろう。しかしここで問題にする意識は、たとえば、いわゆる自我障害に明白な輪郭をとって現れる自我意識の異常ではない。しかし一方、通常の神経症者などにみられるような自己規定の様態とは、やはりどこかニュアンスを異にしている。このような自己意識の一見非特異的な形式のうちに何か分裂病特異的なものをみて取ることはできないだろうか。筆者の経験上、分裂病者によくみられるように思われる自己意識の諸様態を以下に挙げる。

1　同時的内省

これは、通常の形式の内省(「事後的内省」[6])とは異なった、そのつどの自己を絶えず観察するという形式の内省である。

〔**症例1**〕

大学一年の時に亜昏迷状態で急性発症。以来年に一度程度の頻度で急性シュープを反復している女性分裂病者。初発当時より「人と一緒にいるといつも、みんなの中にいる自分と、それを客観的に見ている自分とふたりいる。どんなに夢中になっても、外から見ている自分がいて、いつも醒めている。外の自分がいつも自分を管理しコントロールしている。人と喋っているときも、他人の言葉を聞くのは外の自分で、それを内の自分に伝えて、それを聞いて内の自分が喋り出す。外の自分が指令したことを内の自分が喋る」と訴えている。

通常の事後的な内省では、内省の対象となる自己と内省を行う自己との間には、「見る・見られる」という主観・客観関係が成立しているのに対して、この症例にみられるような同時的内省では、両方の自己の間に主客関係が成立してはいない。同時的内省は、見ることが同時に見られることとして成立するような、いわば「二つの主体の同時的成立をその特徴とするような体験[6]」であり、通常このような体験は、実際の他者との関係においてしか成立しないことから、この形式の内省は分裂病性の自我障害の前段階と考えられる点を以前に指摘しておいた(しかしここで「二つの主体の同時的成立」という場合の「主体」は、もちろん通常の主客関係において客体を媒介として成立しているような主体とはまったく異なっている。したがっていずれにも主体という語を用いるのは不正確であるが、これには後に立ち入る)。

2 「人と違う anders sein」という意識

同様に自己への絶えざる関与のいまひとつ別の形式は、次のような「人と違う anders sein」という持続的な意識として出現することもある。[5]

〔**症例1**〕

上述の女性患者は次のような訴え方もする。

「私は一般の人と異なった頭を持っている。普通の人がやっていく常識的な茶飯事のことが全然できない」

〔**症例2**〕

男性。一ないし二年に一度の頻度で急性シュープ（幻覚妄想状態）を反復している分裂病者。初発当時より折りに触れて、次のような訴えがみられた。

「どうも人と違う。すべての面で人と違う。顔つきとか、内から出てくる雰囲気とか、生まれてきた環境とか……とにかくすべて違う。一からやりなおさないといけない」

このようなアンダースザイン（Anderssein）の意識は、たとえば神経症的な自己意識の基盤にあるような、何らかの特定の領域に関する他人——特定の他者であれ不特定多数の他者であれ、ひいては「規範」としての他者であれ——との差異の意識とは明らかに異なっている。通常の差異の意識における「差異」は常にあるひとつの共通の領域に根ざしている。たとえば、（人と違って）背が低い、太っているなどといった「差異」はそれぞれ、身長、体重というある特定の領域のうちに他者と共に身を置くことによって生じる。つまり、この「差異」は常にすでに「同じもの」を前提としていなければならない。これに対してわれわれの患者における差異においては、このような差異の前提となるべき「同じもの」が何であるのかが容易に特定されえない。何に関しての差異かという点における「何に関して」が一定の領域として境界づけられない。なるほど言葉の上では患者は、「顔つき」、「内から出る雰囲気」、「生まれてきた環境」などをあたかも差異が関係づけられる特定領域であるかのように列挙している。しかしこれらはただ、人と違うということの例示として挙げられているだけで、実際には患者の「差異」の意識はこれらのいずれの領域にも根ざしていない。まず最初に「差異」があって、次いでさまざまな個別領域がこの「差異」の観点から体験されるのであって、その逆ではない。実際、症例2の患者ではそのほかにも、「体と気持ちがずれている」、「言うことと思うことのあいだにギャップがある」などの形でも差異の意識が生じている。アンダースザインの意識は、通常の差異とは違って、差異の内容を有しない、したがって非対象的・非措定的な純粋な差異それ自体の意識であるということができるだろう。

3 「自己中心的」という自己規定

〔症例3〕
女性。産出的症状を欠いた破瓜病者。表情や立ち居振る舞いの不自然さが目立つ。ポテトチップとコーラだけで一カ月を過ごしたり、突然修道院へ入りたいと言い出したりしたため母親が病院に連れてきた。

「私は頭でものを考えてしまうので、人に対してわがままになってしまう。わがままでない人間性に変えたい。私は人に尽くさない人間性。それは絶対に確かなこと。私が動くと、みんな自分のことしか考えない行動になってしまう」

これに対して母親は、「客観的に見ると全然わがままではない」という。具体的にはどういうところを直したいのかを患者に尋ねると、「このままではこれから生きていくことが不可能、まったく違った人間、別人になりたいのです」と繰り返すだけで、具体的にどこがわがままであると判断するのかは語られない。上記のような偏った食生活の試み、修道院へ入りたいという願望も、「体力とか精神力とか勇気をつけることによって」人間性が変えられないかと思ったためだという。

〔症例4〕
男性。単純型分裂病。高校卒業後、家にこもりきりの生活となる。「体をどうやって動かしていいかわからない」、「ものがあるという実感がなくて、椅子に座るときも手で椅子を触りながら座らないとしりもちをつきそうで怖い」、「自分が自分でない」、「手と胴体とが別々の感じ」、「自分の腕が自分のものになっていない」などのさまざまな離人症的な体験を主症状とする。ときに作為体験、幻聴、セネストパチーなどが散発的に出現するが持続性はない。

この患者は次のような自己規定をする。「僕は自己中心だからだめ。たとえば食事をしているとき、自分が食事しているということが先走ってしまって、変な食べ方になってしまう。意識としては食べているのだが、体のほうが遅れてしまう」

先の同時的内省も「純粋差異」の意識としてのアンダースザインの意識も、何らかの述語を積極的に立てるような種類の措定的な自己意識ではなかった――ないしは、そうした述語的規定を生み出すような営みではなかった。これに対して、症例3と4では、「わがまま」、「自分中心」、「自分のことしか考えない」といったように、一見したところむしろ「自分はしかじかだ」という、述定的・措定的な自己規定が認められる。しかし当然ながら、これらの述定は、通常これらの言葉で与えられるような自己規定とは違っている。つまり、患者が「わがまま」、「自分中心」などの表現で言おうとしているのは、いってみれば、意識がそのつど常に自分へと向かうということなのである。たとえば症例3の「私が動くと、みんな自分のことしか考えない行動になってしまう」という陳述や、症例4の患者が食事のさいに自分が食べるということに意識が集中して食事の行為の自然さが失われてしまうと言っていることが、このことをよく示しているだろう。

二　自己への関与(Selbstbezug)の亢進

以上に挙げた、同時的内省、アンダースザインの意識、「自己中心的」という自己規定の三つの自己意識の様態はいずれも、①ことさらに自己を対象化しようとして生じるのではなく、日常的行為や思考活動にさいしてそのつど、不本意に生じてしまうこと、②通常の自己意識とは異なって、自分自身の性質に関する内容的規定を与えるものではないこと、すなわち、述語的措定性を欠いていること、したがって、③要するに、非対象的・非措定的な自己への関与(Selbstbezug)の亢進として考えられること、という三点において共通していると思われる。

ここで問題となるのは、このような形式の自己関与がわれわれの通常の自己意識の形式とどう違うかという点である。というのも、通常の「自己意識」には、対象的・措定的な形式の自己意識、すなわち、単に「何ものかについての意識 Bewußtsein von etwas」における「何ものか」の代わりに「自己」が定位されたものとして、すなわち、対象として措定された「自己」についての意識としての側面以外に、われわれの患者におけると同じような非対象的・非措定的な意識としての側面もあるからである。そして自己意識のこの側面こそが、自己以外のものに関する対象意識から自己意識を区別してもいる。このような非対象的・非措定的な自己意識を、たとえばサルトル(4)は、「反省以前のコギト le cogito préréflexif」あるいは「自己(の)非措定的意識 la conscience non positionnelle (de) soi」と名付けて、あらゆる措定的意識に伴い、これを可能にするものとみなしている。

このような非対象的・非措定的な自己意識はむろん、それが「非対象的・非措定的」である限り、通常は決してそれとして意識されないものである。とすると、われわれの患者の「自己関与」はまさに意識された「自己意識」だとみなすことができるだろうか(ここではさしあたり、「意識」という語を厳密に定義することなしに使用しておく)。そして他ならぬこの「意識された」という点にこそ、通常の自己意識との違いが、分裂病性自己意識の特徴があると考えてよいだろうか。

三　非対象的・非措定的な「自己関与」——デカルトのコギトを手掛かりとした理解

しかしこのような結論を早急にだすまえにまず、通常は意識されることなく、表立たない仕方で生じていると仮定されるこの「自己意識」なるものの内実をさらに精密にしておく必要があるだろう。しかし隠蔽されているものに接近するのは至難の技である。あえて接近しようとすると、われわれはさまざまな抵抗に出会う。ブランケンブルク(2)もいうように、この抵抗こそがわれわれにその健康さを保証するものであろう。

ここで、周知のとおりこの抵抗にある程度逆らって懐疑を推し進めたデカルトが到達した結論が、われわれの考察にとって参考になるかもしれない。彼は、あらゆる感覚・想像・記憶・思惟などの対象となるものの存在を否定し、自分の身体や精神の存在を否定する思考実験の後に、周知の“cogito ergo sum”(われ思う、ゆえにわれあり)の確実性に達した。しかし、われわれにとって特に重要なのは、彼がこの確実性を獲得するさいに、ある意味での「他者」あるいは自己とは異なったもの(差異)を必要としたということである。すなわち、「私」の存在の確実性に達するさいの彼の記述はこうである。「……私がみずからに何かを説得したのであれば、私は確かに存在したのである。しかしながら、いま、だれか知らぬが、きわめて有能で、きわめて狡猾な欺き手がいて、策をこらし、いつも私を欺いている。それでも、彼が私を欺くのなら、疑いもなく、やはり私は存在するのである」[3]。この確実性に達するまでは、デカルトは、さまざまなものの存在を否定するようにみずからに説得するという仕方で、さらには何かを思うたびに悪霊が自分を欺くという想定をすることによって懐疑を推し進めていたが、そのさい彼はこの疑うことと一体化していた。しかし、説得される私、欺かれる私、つまり疑われる私という視点が生じたときに、彼は一挙に確実性に達している。しかしこのことは、私が主体から客体の位置に転じ、客体としての私こそが確実な存在として現れるということを意味しているのではない。そうではなくて、疑うという行為の内部で同時に疑われるという視点が生じているのである。私は疑うと同時に疑われてもいる。最終的に確実だとされた私は、単なる能動的主体としての私でも、単なる受動的客体としての私でもなく、疑うことが同時に疑われることでもあるような行為、単なる能動でもなく受動でもないような行為の様態に関わる限りでの「私」である。そしてこのような「私」こそが、言葉の真の意味での「主体(基体)sub-jectum」(下にあるもの、根底に横たわるもの)なのである。

このような能動でもなく受動でもないような行為の様態こそ、ほかならぬデカルトのいうコギト(cogito)を特徴づけ、またそのコギトの確実性の根拠にもなっている。デカルトのいうコギトは、単なる能動的な「私は思う」ではなく、私のさまざまな（能動的あるいは受動的様態の）行為――感覚すること、思惟すること、想像することなどなど――に伴う「…と思われる、と見える」ことを意味している。「…いま私は光を見、騒音を聞き、熱を感じる。これらは虚偽である、私は眠っているのだから、といえるかもしれない。けれども私には確かに見えると思われ、聞くと思われ、熱を感じると思われるのである。これは虚偽ではありえない[3]」（傍点は引用者による。なお訳を一部改変した）。この「（私には）……と思われる、と見える」を意味するラテン語 videor の態は形式的には受動態であるが、元々は中動態に由来している。バンヴェニスト[1]によれば、印欧諸語においては、受動態は中動態から派生したもので、古くは動詞には現在のような能動態と受動態の対立ではなく、能動態と中動態の対立しかなかったという。そして後者の対立の本質は、能動態の動詞は、主語の外部で行われる過程を示し、中動態の動詞は「主語がその過程の座であるような過程を示し、主語の表すその主体は、この過程の内部にある」という点にあるという。古代の印欧語を知らないわれわれにとって、このような能動態と中動態の対立を思い描くことは困難であるが、しかしこのバンヴェニストの解釈からは、少なくとも、主語と動詞の関係が両者ではまったく異なり、能動態における主語が通常の主体・客体関係における主体だとするなら、中動態における主語はこのような主体とはまったく異なった「主体」であると思われる。このことはまた、たとえば「私が……を見る」と「私には……と見える」という言い方を比べてみれば、日本語にもある程度あてはまることがわかるだろう。すなわち、前者の文では「私」と私が見る対象との間には通常の主体・客体関係が成立しているのに対して、中動態に相当する後者の文における「私」は形式的にすら主語ではないし、私に「見える」ものも私にとっての客体（目的語）ではない。

　さらに見逃せない点は、上述のように、デカルトのコギトのもつ、「私には『私が……する』と思われる」という二重構造である。そしてデカルトが懐疑を経て到達したのは、『…』内の事態にはいささかの明証性もなく、「私には

『…』と思われる」ということだけが唯一確実だということだった。すでに明らかなように、「私には『…』と思われる」というデカルトのコギトこそ、われわれの患者の「自己関与」のあり方を表すものである(ただし当然ながら、この「私」も「思われる」もそれぞれ上に述べた中動態を構成する二契機と解された限りにおいてのことである)。

しかし、ひるがえってわれわれの素朴な日常的態度を反省してみると、むしろデカルトの到達した真理とはちょうど逆の事態が真実らしく適用していることに気づく。すなわち、われわれが目覚めていようが夢や幻覚を見ていようが、そのときどきに私の見たり聞いたりするものがほかならぬ世界のうちにあるということ、そしてほかならぬこの「私が」それを知覚したり為したりしているということこそが、すなわち上述の『…』内の能動態文で表されるような、通常の主・客関係の成立する事態こそが確実だとみなされている。しかもそのさい、われわれはいちいち「私にはそう思われる」などとは決して考えない。このことは、通常の日常的言表、日常的行為のすべてにいちいち「私には……と思われる」という言表を付け加えたり、あるいは口に出さなくてもいちいちそう考えたりすることの馬鹿ばかしさを思えばおのずと明らかである。つまり、素朴な日常世界においては、デカルトのコギトの明証性――すなわち、「私には『…』と思われる」の「私」と「思われる」の明証性――は成立せず、逆にデカルトが確実性を欠くとした、(感覚や行為の)対象の存在とこの対象に対して成立する私の存在――すなわち通常の主体・客体関係の成立、およびそれが成立している限りでの主体と客体の存在――にこそ第一の明証性があるように思われるのである。

デカルト的な懐疑の態度における明証性が日常的態度において(一見したところ)成立しないのは、実は「成立しない」どころではなく、むしろそのつど成立ずみだからとも考えられる。つまり、デカルト的明証性は普段、あまりにも自明なことであるために不問に付されているのではないだろうか。日常的態度において「私には……と思われる」といちいち付け加えることが馬鹿ばかしく感じられるのは、それがあまりにも「当たり前のこと」すぎるからではないだろうか(ブランケンブルク[2]は、日常生活において自分や他人が何か自明でないことをした場合――「身内の人に向かってあなたさまと話し掛けたり……比喩的にいわれたことを文字通り受け取ったり……」[2]というような場合――に通常起きる馬鹿ばかしいという感覚を指摘して、これを自明性に内在する抵抗に由来するものと見做している。しかし、われわれの例のように、自明すぎることをわざわざ言ったりしたりした場合にも同様に馬鹿ばかしいという感覚が生じる。これもやはり日常的な自明性に内在する力によるのかどうかは、差し当たっては未解決のまま残しておかねばならない)。とすると、われわれは自明性の階層構造とでもいったものを考えざるをえないだろう。となると、デカルト的懐疑において顕わになった明証性は、決して究極の明証性ではないことになるだろう。しかし、われわれの当面の問題である、分裂病者の自己意識と健康者のそれとの違いの解明にとっては、さしあたり二種類の明証性の違いを考慮に入れておくだけで十分だと思われる。

さて、デカルトが懐疑の末に達した明証性と素朴な日常的世界の明証性とのこの矛盾は、以下のことを示唆している。すなわち、①われわれの素朴な日常的世界の対象的明証性としての、通常の主体・客体関係の成立と主体および客体の存在の明証性は、その成立を本当のところはデカルト的コギトの非対象的明証性に負っているのだが、②日常的世界において後者すなわちデカルト的コギトの明証性がもっぱら隠蔽されている限りにおいてのみ、前者すなわち日常的世界の明証性が保たれうる。あるいは逆に、日常的世界の明証性が保たれている限り、コギトの明証性は隠蔽されている。つまり、日常的世界の明証性の成立とコギトの明証性の隠蔽とは表裏一体の関係にあり、互いに互いを基礎づけあっていると考えられる。

しかし、このことがはっきりいえるためには、「私が……する」という事態と「私には『…』と思われる」という事態との相互関連性の明確化、通常の能動態における主語および対象の成立とコギトの主体、つまり真の意味での「主体＝基体」の成立との相互基礎づけ的関係の明確化が必要であろうが、紙数の関係上、ここではこの問題には立ち入ることができない。

四　分裂病者の「自己関与」における「分裂病性」

さて以上の考察から、分裂病者の自己意識において特異的に亢進していると考えられる「自己関与」は、健康者の自己意識の亢進におけるような、対象意識に対置され、また対象意識と交代的に出現する対象的・措定的な自己意識と違って、「私には『…』と思われる」という非対象的なデカルト的コギトの構造をもつものであると言ってよいだろう。このような構造をもつ自己関与は、本来は「基体＝主体」として通常の主体・客体関係を支え、通常の主体と客体ないしは世界の存在に明証性を与えているものである。しかし、この自己関与が十分に働いている限り、すなわち非対象的明証性を有している限り、それは対象的には隠蔽されていなければならない。分裂病にみられる特有の自己意識や自己規定の様態は、この自己関与の顕在化に基づくものである。またこの自己関与の隠蔽性と日常世界の明証性の成立とは表裏一体の関係にある。分裂病者において、ここでとりあげた自己関与の亢進とともにしばしば、離人症体験や日常世界の自明性の喪失体験が出現することはこのことを証左していると思われる。しかし、自己関与の隠蔽不能性と日常世界の明証性の成立不全とのどちらがより基底的であるのかという問題——おそらく相互規定的であろうが——にはここでは立ち入ることができない。

文　献

（1） Benveniste E: *Problèmes de linguistique générale*, Gallimard, Paris, 1966.（岸本信夫監訳『一般言語学の諸問題』みすず書房、一九八三年）。

（2）　Blankenburg W : *Der Verlust der natürlichen Selbstverständlichkeit.* Enke, Stuttgart, 1971.（木村・岡本・島共訳『自明性の喪失』、みすず書房、一九七八年）。
（3）　Descartes R : *Meditationes de prima philosophia.*（井上庄七・森　啓訳『省察』野田又夫編（世界の名著27）デカルト』中央公論社、一九七八年）。
（4）　Sartre J-P : *L'être et le néant.* Gallimard, Paris, 1943.（松浪信三郎訳『存在と無』人文書院、一九五八年）。
（5）　長井真理「分裂病者における Anderssein の意識について」高橋俊彦編『分裂病の精神病理15』東京大学出版会、一九八六年〔本書第VII章〕。
（6）　長井真理「内省の構造」村上靖彦編『分裂病の精神病理12』東京大学出版会、一九八三年〔本書第IV章〕。

補論Ⅰ 精神病理学に明日はあるか——八〇年代の日本とドイツ——

一 はじめに

精神病理学の展望といっても、限られた紙数では内外の諸研究のすべてに言及することは不可能である。そこで対象の範囲を八〇年代の日本とドイツに限ることにする。それでもこの期間に出された当該論文は膨大な数にのぼり、そのすべてに網羅的に目を通すわけにもいかない。したがって八〇年代に生じた新たな動きと、今後の精神病理学の方向を示唆していると思われるものだけを取り挙げることにした。

ドイツ精神病理学の総説としては、一九六〇年代前半までの主要な流れについては、村上と木村[39]によるものがあり、ドイツ人自身によるものとしては、グラッツェル[11]が一九四五年以後についてまとめている。さらにまた一九七八年一〇月に、ハイデルベルク大学精神科一〇〇年を記念して行われたシンポジウムの記録[19]をみると、クレペリンからヤスパース、クルト・シュナイダーを経て現象学的人間学派へ至るハイデルベルク学派の歴史やその他の学派、ならびに他の国との関係が概観できる。ごく最近では、一九八一年に加藤と宮本[21]が一九六〇年以後の主にドイツ精神病理学と哲学の関係についての総説を、同じく一九八一年にやはり本誌『精神医学』の特集号で、宮本と関[38]が主に方法論の系譜という視点から総説を出している。また内外の人間学派・現象学派についての詳しい総説を宮本と関[37]が一九八一年に書いている。日本の精神病理学の総説は、笠原と藤縄[20]による妄想論のなかで、七〇年代後半までは扱われている。

またいわゆる精神病理学研究の主流は、依然としてなお――あるいはこの学の世界的衰退の傾向を考慮するなら、もはやといおうか――ドイツと日本にある。こうした事情を勘案すると、以下論述を八〇年代の日本とドイツに限定しても、十分意義あることと思われる。

二 学会などの動向

最初に、この方面での学会などの情勢に触れておこう。まず、一九七八年富山で誕生した精神病理懇話会が年一回の学術集会を着実に続け、また一九八〇年からは雑誌『臨床精神病理』が定期的に刊行されるに至ったことは特筆に値する。さらに、『分裂病の精神病理』というモノグラフシリーズで、その成果を毎年発表してきた精神病理のワークショップは、八〇年代も順調に続けられてきた。もっとも残念なことに、この会およびこのシリーズも今年で打ち切られると聞く。

わが国とドイツ語圏諸国との合同の精神病理学会である、日独墺精神病理学会議の第三回が、一九八三年ウィーンの第七回世界精神医学会(Weltkongreß für Psychiatrie)の分科会として開催され、精神病理学の危機が、そこでのテーマになった。

ドイツ語圏の精神病理学関係の会議で注目すべきものには、一九七八年末以来ヤンツァーリク主催のもとに三年ごとに開かれているシンポジウムがある。これにはそれぞれ独自の立場をもつ精神病理学者が招かれ、成果はそのつどモノグラフになっている。ちなみに最近二回のテーマは、「現代精神病理学の諸構想」(一九八一)、「精神病理学と実地」(一九八四)で、この秋には、退官をひかえたヤンツァーリクによって「人格と精神病」と題した最後のシンポジウムが計画されている。一方、G・フーバーらによって一九八四年クルト・シュナイダー賞が設定され、隔年に特に分裂病研究の中からすぐれた業績に授与されることになったが、第一回は、生物学的研究（二件）のみが選ばれた。[18] 昨年一二月、シュナイダーの生誕一〇〇年を記念したフーバー主催の分裂病に関するシンポジウムが開かれ、そこで第二回目の授賞が行われたようであるが、まだ詳細は聞くに至っていない。また、一九八五年にスイスの女性心理学者マルグリット・エグネールが、心理学・精神医学・哲学の分野における現象学的・人間学的な研究を助成するためにエグネール賞を設定し、同年の第一回受賞者として、テレンバッハ、ヴュスおよび木村敏が、一九八六年の第二回受賞者として、哲学者のガーダマーのほか、ブランケンブルクとH・ラングが選ばれた。

三　ドイツの現況——「主体」の死？

まず、テレンバッハ、クラウスとならんで数少ない現象学的人間学派の一人であるブランケンブルクの最近の問題意識は、一貫して理論と実践の共通基盤の模索にある。こうした問題意識は無論、彼のこれまでの研究にも随所にみられたが、はっきりと主題として取り挙げられるようになったのは最近のことである。精神病理学の対象は「疾病」（Krankheit）ではなく「偏倚した行動」（abweichendes Verhalten）だとして、精神病理学における「疾病の神話」（Krankheitsmythos）を脱神話化した行動療法や反精神医学ならびに社会学などの考え方に対してブランケンブルクは、sich-verhalten〔行動する・ふるまう〕における sich は一体誰かということへの無関心が主体の喪失につながる危険があるという警告を発している。[4] そしてこのような考え方に対するアンチテーゼとして、精神病理学の対象は「偏倚した行動」ではなく、「行動しうること」（Sichverhalten *können*）のさまざまな障害だという規定を掲げる。ここから自由度（Freiheitsgrad）の精神病理学が要請される。それは、記述と分類の役にたつだけで、実践にはあまり意味をもたないような、診断の基礎としての精神病理学——必ずしも古典的記述精神病理学だけが該当するわけではなく、今日の精神病理学でも事情は同じだという——ではなく、実践に対する行動指針を直接引き出しうるような精神病理学をめざすものだという。

といってもそれは、何も新たなものではなく、むしろ精神科医なら誰でも意識せずに行っているような日常業務のうちに、すでに前提として含まれているような精神病理学を指す。つまり患者との日々の関わりにおいて、われわれは患者の体験可能や行動可能（Erleben- und Sichverhaltenkönnen）の自由度を暗黙のうちにきめこまかく捉えており、それに基づいて入退院の決定や病棟の種類の決定などの判断をしている。さらに彼は、「期待可能性」（Zumutbarkeit）の概念[5]を出す。これは行動可能や自由度よりさらに、治療者の側の主観性が前面に打ち出された、したがって相互作用的規定性が強調された概念といえよう。「期待可能性」の概念は、さらに一九八五年[8]に「自律性」（Autonomie）と「他律性」（Heteronomie）の「付与可能性」（Zuschreibbarkeit）として発展させられている。出会ってくるもの（患者、学問の対象、さらには他者一般）を他律的（heteronom）として捉えるか自律的（autonom）として捉えるかの違いに応じて、実践の営為（患者との日常的関わり、学の営みなど）に（ハーバーマスのコミュニケーション理論に基づいて）「道具的営為」（instrumentales Handeln）と「交わり的営為」（kommunikatives Handeln）が区別される。前者は対象を支配可能にすることを目指し、相手の自律ないしは自由を認めない態度で、観察者的態度、テクノロジー的思考や客観化的・操作的理性が相当する。後者は相手の自律や個性、自由を承認する態度で、関与者的態度がこれに相当する。こうした自律や他律は与えられた（第一次元の）現実ではなく、付与（Zuschreibung）の過程の志向的相関者とみなさなければならない。

とすると次に、こうした自律か他律の付与はいかにして行われるかという問題が生じる。それに対してブランケンブルクは、付与は、単に主観的ないしは間主観的に行われるだけでなく、相手が自分をどのように捉えられたいと思っているかに対するこちらの感受性にも少なからず基づいているという。この考え方の適用の例に、分裂病者の具象化傾向（Konkretismus）が取り挙げられる。分裂病者の具象主義的（言語）表現傾向は、（一次的に障害によって引き起こされた）欠落現象かあるいは防衛の営みの結果なのか、または両者の絡み合いかという問題が生じるが、この問題は、それ以外できない（Nicht-anders-Können）のかそれ以外でありたくない（Nicht-anders-Wollen）のか、すなわち他律的に規定されているのか自律的なのかという問いになる。したがって健康者でもときに生じる具象化傾向との差異は、自由度の差異ということになる。同じ文脈で、以前に彼が論じた、分裂病を演技しようとした破瓜病者や、脳腫瘍に罹患したことに気づいた神経学者が症状を先取りした例は、不随意の他律的な過程を自律的なものに変えようとする試みとみなされる。この試みに自己治癒機制を読み取るなら、症状を処方することによって他律的現象を少しでも自律的なものに変えようとする治療戦略も意義のあるものとなる。

以上、ブランケンブルクに多くを割いたのは、彼において今後の精神病理学の一つの方向が比較的明確に読み取りやすいと思われたからである。自律と他律の対置は、すでに以前[3]に他者の捉え方の二様式として呈示された考え方に起源をみることができるし、さらにその他の、彼独特の－現象学的－弁証法的思考法を駆使した一連の概念対の一端に位置づけられるものである。さらにこれらの考え方は、全体としては、依然として『自然な自明性の喪失』[2]以来の、後期フッサール現象学に依拠した、生活世界の構成への問いという大きな枠組の中にはめこまれている。彼は、この問いこそ理論と実践の共通の基盤を開く問いだという。最近の「歴史性」[7]（Geschichtlichkeit）や「現実」（Realität）の構成[9]への言及も、この問題の一環をなすものである。同様の方向をもつものとして、最近の若手の精神病理学者M・シュピッツァー[45]による「経験」の概念の見直しや、ブランケンブルク門下のクノル[23]による「予断」の研究などがあげられる。ブランケンブルクの最近の研究で新しいと思われるのは、行動可能、自由度、期待可能、付与可能などの概念で、これらは「将来的次元に関与」し、「である」ではなく「あらねばならない」へと関与する限りで、「存在の学の概念ではない」。つまりこの点で、彼は存在ではなく可能に関わる精神病理学への移行を示唆しているように思われる。

同じく人間学派に属するクラウスは、理論面では「躁うつ病と対人行動」[25]以来特に新たな展開をみせてはいないが、彼の理論の治療への具体的適用を論じている。[26]また、モノグラフで鮮やかに描き出されたヒステリー者と躁うつ病者との対比が、最近再び主題的に取り挙げられている。[27]分裂病者の「対人行動」に関する役割理論的考察が期待されるところだが、これに関しては現在取り組んでいる最中だという。

ドイツでも日本同様、評価尺度や質問紙を用いた鑑別類型学(例えばマトゥセック[34]など)や、英米圏の影響を受けた客観的診断基準作成を目指す(例えばベルナー[1]など)ような行動主義的・客観化的精神病理学が近年次第に隆盛を誇ってきているが、このような手法にみられる基礎理念(例えばハイマン[16]の唱える客観的に検証可能な経験科学Erfahrungswissenschaftとしての精神病理学)に対して、グラッツェル[12]は真っ向から批判を加えている(一方、ハイマンは以前に、[15]関係障害としての分裂病というグラッツェルの考え方を批判している)。

フランスの構造主義をドイツ精神病理学に初めて導入したのは、ペータース[43](一九六九)であるが、パロ・アルト・グループによるコミュニケーション研究への再着目に伴い、分裂病者(および家族)のコミュニケーション障害の研究がさかんになるにつれて(例えばブランケンブルク[6]は社会学者とチームを組み、ビデオを導入して大々的な家族研究を行っている)、構造主義言語学がこの領域に適用され出している。[17][44]一方、一九七三年に明解なラカン論を出している[28]ラングは、ラカンの構造主義に依拠した自らの手法を「構造—分析的」(struktural-analytisch)と名づけて、分裂病論[32]や神経症論[31]に適用している。[29]彼は、分裂病の「基礎障害」(Grundstörung)をラカンにならって「象徴機能Symbolfunktionの障害」として捉え、そのため分裂病者は(原初的母子二人関係を範例とするような)他者との、自他の区別のない無距離的な「共生的・寄生的」(symbiotisch-parasitär)な関係に留まるとする。この点は、精神分析の大方の見方と特に変わる点はないと思われる。言語のもつ象徴機能が失われて、もっぱら具象主義的・身体的

(konkretistisch-leibhaft)に営まれる、分裂病者の言語との関わりのあり様を具体例をいくつか挙げて説明している点も、すでに多くのこの方面での知見に沿ったものである。新たな企てと思われるのは、妄想気分(Wahnstimmung)をヤンツァーリクの構造力動論を絡ませつつ「象徴化機能の障害」として捉えようとする試み[30]であろう。すなわち、ヤンツァーリクのいう知覚の「侵入・刻印的」(impressiv)様態から「内容・表出的」(repräsentativ)様態が切り離される事態を象徴化(Symbolisierung)〔＝代理、表象、再現前としての représentation の営み〕とみなし、妄想気分はこの象徴化の構造的脆弱の顕勢化により、知覚の象徴的(symbolisch)様態が維持されなくなり、脱象徴化を起こすことによって生じるとしている。現時点ではいささか単純に過ぎるように思われるが、今後の発展に期待が寄せられる。

最後に、近年家族療法への適用によって注目されるようになってきた、システム理論の精神病理学への導入に触れておかねばならないであろう。生物学者ベルタランフィが一九二八年に初めて提唱したシステム理論は現在ドイツでは、ヴァツラヴィックらに受け継がれている。そして例えばチオンピ[10]は、ピアジェの心理学、精神分析、さらにはサイバネティック理論やコミュニケーション理論とならんでシステム理論を大幅に取り入れて「情動論理」(Affekt-logik)なる基礎概念を提唱し、それに基づいて分裂病論を展開している。システム理論の特徴(この理論内部での細かな見解の相違にはここでは立ち入らない)として第一に挙げられるのは、モナド的観点から関係的観点へのパースペクティブの変換(ヴァツラヴィック[48])だろう。ミラー[10]によると、システムとは、「互いに関係し合っているいくつかの要素のセットで、そのうちどの要素の状態もそれ以外の諸要素によって規定される」という(少なくともこの定義からみるかぎり、システムは構造主義の構造概念にきわめて近いことがわかる)。システム理論の利点[10]は、直接的因果論的思考にとらわれないこと、なによりもまず現在関連的なこと——この二点により家族療法あるいはシステム療法の可能性が生じる——、さらに、例えば物質レベル、社会レベルなど、さまざまな次元でシステムを捉えることが可能なこと——それによって幅広い分野に適用しうる強みがあるし、また精神医学の枠内では例えば身体病理と精神病理とを矛盾なく統合できる——などであろう。

構造主義では否定されることによってかえって見え隠れしていた「主体」あるいは「個人」(Individuum)の概念は、システム理論ではもはや問題にすらならなくなる。システム理論において個人とは、次元の異なるさまざまな関連系の入れ子構造からなるもので、それ自体さらに高次の関連系へと関係づけられる。単なる一つの関連系にすぎない。これによって、古典的記述精神病理学であれ、人間学的なそれであれ——少なくとも七〇年代までの——ドイツ精神病理学が依って立ってきた、「主体」という共通の基盤が揺り動かされ始めていることは確かである。

四　日本の現況——「七〇年代」は乗り越えられるか?

ドイツに比べて、日本の精神病理学の七〇年代が格段に実り豊かな時代であったことはあらためていうまでもなかろう。現在活躍中の諸大家の主要な研究は、ほとんどこの時代の所産である。これらの豊富な所産を前にして、ペシミスティック(「もはやいうべきことはいわれ尽くしたのではあるまいか」)にも懐疑的にもならずに、精神病理学の明日を信じるにはいささかの勇気を必要とする。「七〇年代」を共通の資産として確実に消化し乗り越えるという、八〇年代のわれわれに課せられた使命は、はたして達成可能だろうか。

ここでは八〇年代の諸研究をひととおり眺めて、気づかれる特徴および問題点のいくつかを指摘しておくことしかできない。

1　方法論の変化のきざし

そもそも精神病理学固有の体系的な――自然科学のそれに匹敵するような――方法論の確立は原理的に可能なのであろうか。歴史は、――少なくともこれまでのところ――事実的には不可能だったことを物語っている。ブランケンブルク[8]も指摘するように、ある学の研究方法は研究対象（患者）と研究対象に対する研究者の態度に影響を及ぼさずにはおかない。本来自由な存在である人間を「決定論的に規定する原理」[8]に陥る危険を避けるためには、精神病理学の辿る道は、方法論的多次元化こそ望ましく思われる。ひとつの――それ自体が構築と解体の産物であるところの――方法は、構築されるやいなや解体されねばならない。それによって精神医学が医学の、そして精神病理学が精神医学の継子扱いされ続けようとも。したがって、ドイツよりさらに無節操ともみえる、日本の精神病理学の方法論的多様化傾向それ自体は、少なくともこのようにみるかぎり、容認されてもよかろう。

八〇年代の新しい動きとしては、構造主義およびポスト構造主義思想の影響が挙げられる。そのうち、すでに七〇年代の初めに宮本[35][36]や中井[41]に先鞭をつけられた言語論ないし記号論と、ラカンの精神分析理論とが目を引く（前者に関してはごく最近、安永[49]が論評を加えている）。これらの精神病理学への適用の是非をめぐる論議はさておき、これらの思想が患者の語る――体験内容ではなく――言語それ自体へとあるいは語るという行為へとわれわれの注意を向けることになった点は指摘しておいてもよいだろう。ラカンの理論は、八〇年代の日本ではポスト現象学というコンテクストで（再）登場することになった点が興味深く思われる。これについては後に述べる。

2　対象領域の拡大

精神病理学の対象は主として内因性精神病、（古典的）精神分析の対象は神経症などという境界設定の神話はもはや全く過去のものとなった。フュージョンのきっかけを務めたのは、いうまでもなく境界例であり、この領域に関する英米圏の主として力動精神医学的研究であり、ＤＳＭ-Ⅲにおける「人格障害」の項目の制定であろう。精神病理学と精神分析のフュージョンは、分裂病論においてもラカンを介して今後進むことが予測されよう。

3　分裂病論における問題

七〇年代の、主として現象学的方向をもった分裂病研究は――それまでの人間学派や臨床精神病理学の幻覚・妄想重視の傾向に対する批判として――、分裂病の本質あるいは「基礎障害」を、産出的症状ではなく一見目立たない「非特異的」な症状のうちに求めようとして、好んで破瓜型ないしは単純型分裂病を研究の中心に据えた(ここでは木村とブランケンブルクを念頭に置いている)。その結果生じた、産出的症状軽視の傾向と、現象学的次元と症状論的次元のパラレリズムは、八〇年代に入って産生的症状それ自体への再着目という、一見アナクロ的な研究方向を引き起こした(例えば渡辺[47]、高橋[46]、長井[40]など)。しかし、これらの諸研究は単なる記述精神病理学にとどまるわけではなく、かといって症状に「現象学的還元」を加えることなく、症状論的次元それ自体に同時に現象学的次元の基礎障害を捉えようともくろむ点で、七〇年代を踏まえたものと評価できよう。ただし個別的症状の横断的考察を中心とするこれらの研究からは、必然的に――生活史と経過の二つの――通時的視点が抜け落ちてしまうことになる。

ビンスヴァンガーの現存在分析に代表される病前生活史に立脚する通時的視点は、ブランケンブルクの『自明性の喪失』では成因論的禁欲のために意識的に考慮から外されているが、木村の成因論的現象学では「基礎的過程」としての「個別化の障害」の概念[22]に受け継がれているように思われる。一方、コンラートの発病から終末状態までの病像経過の通時的視点は、七〇年代の日本では中井に受け継がれさらに精緻をきわめたものとなった。ビンスヴァンガーとコンラートのこの二つの通時的視点は、八〇年代では花村の諸研究[13][14]に共に生かされているのをみる。

『自明性の喪失』におけるブランケンブルクの所論は、八〇年代に入っていくつかのアポリアを浮かび上がらせた。一つは、基礎障害としての「自明性の喪失」という現象学的概念は、個別症状成立の説明原理たりえない――このことは木村の理論にもある程度あてはまる——という点[42]である。（むろんブランケンブルク自身には、「自明性の喪失」を症状成立の説明原理として掲げようという意図は全くない。現象学は発見的手法に基づくものであるから、——「理解」と対置される意味での——「説明」の立場とは本質的に相容れない。基礎障害から症状を導出するためには、両者の間に、例えば安永のファントム理論のように、もう一つ概念操作を加える必要があるだろう。このことは中嶋[42]の研究の出発点にもなっている）。

今ひとつは、彼の超越論的自我論における他者論との繋がりの不十分さである。（むろんこの不十分さはフッサール現象学に帰着する。ブランケンブルクは、自我の構成と、他者および世界の構成とを——密接に関連があるとしながらも——さしあたっては、おのおの別個に扱っている。自我はさしあたっては他者なしに構成されるか、「間主観性」を介して消極的に他者に関連づけられるにとどまる。これに対して木村の自己論は、最初から自己—他者の二項対を共に含んでいる。自己は他者を、他者は自己を前提にすることによってのみ成立するとされる。ブランケンブルクは自己から出発するのに対して、木村は「あいだ」から出発する。そのため木村の自己論はそのまま他者論として読むことも可能である。ただしこの変幻自在ぶりは、批判可能性を巧妙に免れる一面もある。）

この点は、一貫して分裂病の他者論に取り組んできた小出によって批判されることになった。小出[24]は、体験形式こそ違え破瓜型から妄想型に至るまであらゆる分裂病者に認められる、「他なる働き」としての「他性」体験を分裂病の本質とみなす。（ただし小出が二次的だとする「自明性の喪失」は、体験レベルでは他ならぬ「他性」体験ではないだろうか。）この「他性」は「超越論的自我を構成する他者」に対する私の優位の逆転あるいは他有化によって生じるという。しかしこの「私を構成する他者」の他有化という事態が生じうる可能性の根拠は、究極的には独我論に帰着するフッサール現象学によっても、自他未分の共生状態から出発するメルロ-ポンティの「間身体性」論によっても導き出すことができない。そのため小出はラカンの理論に依拠して、この「他性」を、排除されたシニフィアンが「世界の外から」回帰したものとして捉えるに至る。確かにラカンの理論によれば、分裂病者に特異的な「他性」体験のもつ、——その由来と体験の質に関する——絶対の「他性」性が、自—他の二項関係を前提とすることなく、したがって「自己ならざるもの」へと還元することなく理解できると思われる。ただし、現象学とラカン理論の架橋(現象学のラカン的再読とラカンの現象学的再読)が課題として残されるだろう。

五　おわりに

紙面も尽きたが、最後に今後の精神病理学の一つの新しい方向を示唆するものとして、つい最近出された松尾[33]の論文を挙げておきたい。通常は括弧に入れて主題的に取り挙げられない(患者についての)治療者の意識を正面に捉えるこの研究は、これまでの(患者についての)患者自身の意識や体験から出発するやり方の意表をつく。また現象学と治療論との架橋を図る試みでもある。

現象学的分裂病論を多く取り挙げることになったのは、いささか偏向のそしりを免れないだろう。この方面に向けられた筆者の関心の高さのためでもあり、また現象学内部からの批判も出始めていて、歴史的な流れをつかみやすかったためでもある。八〇年代——といってもまだ終わっていないが——を概観するこの試みが、精神病理学の明日なき明日の模索へ向けての活性剤にでもなることを願う。

文　献

(1) Berner, P.: Grundstörungen, Forschungskriterien, Achsensyndrome——Kritische Überlegungen zur Entwick-

lung der Diagnostik endogener Psychosen. In : W. Janzarik(Hrsg.) ; *Psychopathologische Konzepte der Gegenwart*. Enke, Stuttgart, 1982.

（2） Blankenburg, W.: *Der Verlust der natürlichen Selbstverständlichkeit*. Enke, Stuttgart, 1971.（木村・岡本・島訳『自明性の喪失』みすず書房、一九七八）。

（3） Blankenburg, W.: Zur Abwandlung der Funktion der Sprache bei Schizophrenen. *Biblthca Psychiat*. 154 : 111, 1976.

（4） Blankenburg, W.: Grundlagenprobleme der Psychopathologie. *Nervenarzt* 49 : 140-146, 1978.

（5） Blankenburg, W.: Psychopathologie und psychiatrische Praxis. In : W. Janzarik(Hrsg.) ; *Psychopathologische Konzepte der Gegenwart*. Enke, Stuttgart, 1982.

（6） Blankenburg, W.: Störung von Auffassung und Sprache bei Schizophrenen. In : H. J. Bochnik u. W. Richtberg (Hrsg.) ; *Sprache, Sprechen, Verstehen*. perimed Fachbuch-Verlagsgesellschaft, Erlangen, 1984.

（7） Blankenburg, W.: "Geschichtlichkeit" als Perspektive von Lebensgeschichte und Krankengeschichte. In : K.-E. Bühler u. H. Weiß(Hrsg.) : *Kommunikation und Perspektivität*. Königshausen＋Neumann, Würzburg, 1985.

（8） Blankenburg, W.: Autonomie- und Heteronomie-Konzepte in ihrer Bedeutung für die psychiatrische Praxis. In : W. Janzarik(Hrsg.) ; *Psychopathologie und Praxis*. Enke, Stuttgart, 1985.

（9） Blankenburg, W.: Zum Realitätsverhältnis Schizophrener. 精神病理懇話会・日光86における講演。一九八六。

（10） Ciompi, L.: *Affektlogik*. Klett-Cotta, Stuttgart, 1982.

（11） Glatzel, J.: Zur Psychopathologie endogener Psychosen in der Bundesrepblik seit dem Jahre 1945. *Fortschr Neurol Psyiatr* 42 : 576, 1974.

（12） Glatzel, J.: Der interaktionale Ansatz. In : W. Janzarik(Hrsg.) ; *Psychopathologische Konzepteder Gegenwart*. Enke, Stuttgart, 1982.

（13） 花村誠一「夢幻様体験形式のイコノグラフィー――転機と円環」『臨床精神医学』九巻、九七一―一〇六、一九八〇。

(14) 花村誠一「妄想への記号論的アプローチの試み―夢・妄想・分裂病―」『臨床精神病理』二巻、二一―三五、一九八一。

(15) Heimann, H.: Psychopathologie. In: *Pschiatrie der Gegenwart*. 2. Aufl. Forschung und Praxis, Band I/1. Springer, Berlin/Heidelberg New York, 1978.

(16) Heimann, H.: Psychopathologie als Erfahrungswissenschaft. In: W. Janzarik(Hrsg.); *Psychopathologische Konzepte der Gegenwart*. Enke, Stuttgart, 1982.

(17) Holm-Hadulla, R-M.: Der Konkretismus. *Nervenarzt* 953 : 524, 1982.

(18) Huber, G.(Hrsg.): *Basisstadien endogener Psychosen und das Borderline-Problem*. Schattauer, Stuttgart, 1985.

(19) Janzarik, W.(Hrsg.): *Psychopathologie als Grundlagenwissenschaft*. Enke, Stuttgart, 1979.

(20) 笠原嘉、藤縄昭「妄想」(現代精神医学大系3A)『精神症状学 I』中山書店、一九七八。

(21) 加藤敏、宮本忠雄「哲学と精神医学―一九六〇年以後」『精神医学』二三巻、七四八―七六九、一九八一。

(22) 木村敏「精神分裂病の症状論」『分裂病の現象学』弘文堂、一九七五。

(23) Knoll, M.: Die Funktion des Vorurteils in der Psychiatrie. *Nervenarzt* 55 : 574-581, 1984.

(24) 小出浩之「分裂病者の体験する「他性」について」『破瓜病の精神病理をめざして』金剛出版、一九八四。

(25) Kraus, A.: *Sozialverhalten und Psychose Manisch-Depressiver*. Enke, Stuttgart, 1977.(岡本進訳『躁うつ病と対人行動』みすず書房、一九八三)。

(26) Kraus, A.: Praktische Konsequenzen des rollentheoretischen Ansatzes am Beispiel der manischdepressiven Psychosen. In: W. Janzarik(Hrsg.); *Psychopathologie und Praxis*. Enke, Stuttgart, 1985.

(27) Kraus, A.: Phänomenologie pseudohysterischer Verhaltens-und Erlebnisweisen Melancholischer. *Fortschr. Neurol Psychiat* 53 : 469-475, 1985.

(28) Lang, H.: Die *Sprache und das Unbewußte*. Suhrkamp, Frankfurt/Main, 1973.(石田浩之訳『言語と無意識』誠信書房、一九八三)。

(29) Lang, H.: Struktural-analytische Gesichtspunkte zum Verständnis der schizophrenen Psychose. In: W. Janzarik

(Hrsg.); *Psychopathologische Konzepte der Gegenwart*. Enke, Stuttgart, 1982.
(30) Lang, H.: Therapeutische Konsequenzen eines struktural-analytischen Ansatzes in der Psychopathologie. In: W. Janzarik (Hrsg.); *Psychopathologie und Praxis*. Enke, Stuttgart, 1985.
(31) Lang, H.: Zwang in Neurose, Psychose und psychosomatischer Erkrankung. *Z f klin Psych Psychopath Psychother* 33: 65-75, 1985.
(32) Lang, H.: Struktural-analytische Überlegungen zur Psychotherapie Schizophrener. *Nervenarzt* 56: 472-478, 1985.
(33) 松尾正「分裂病者との間で治療者自身が〝沈黙〟するとき、そこにもたらされるもの――現象学的治療論の試み」『精神神経誌』八八巻、五〇九―五三八、一九八〇。
(34) Matussek, P.: Clusteranalyse als Methode psychopathologischer Depressions-Forschung. Symptomdifferenzen bei endogenen und neurotischen Depressionen. In: W. Janzarik (Hrsg.); *Psychopathologische Konzepte der Gegenwart*. Enke, Stuttgart, 1982.
(35) 宮本忠雄「言語と妄想」土居健郎編『分裂病の精神病理1』東京大学出版会、一九七二。
(36) 宮本忠雄「妄想と言語」宮本忠雄編『分裂病の精神病理2』東京大学出版会、一九七四。
(37) 宮本忠雄、関忠盛「人間学的現象学」『現代精神医学大系1BⅠa。精神医学総論Ⅱa』中山書店、一九八一。
(38) 宮本忠雄、関忠盛「精神病理学――方法論の展開によせて――」『臨床精神医学』一〇巻、一四三七―一四四七、一九八一。
(39) 村上仁、木村敏「精神病理学の潮流(1)」井村・懸田・島崎ほか編『異常心理学講座』第七巻、みすず書房、一九七二。
(40) 長井真理「「つつぬけ体験」について」『臨床精神病理』二巻、一五七―一七二、一九八一〔本書第Ⅱ章〕。
(41) 中井久夫「精神分裂病者の言語と絵画」『ユリイカ』三巻二号、一九七一。
(42) 中嶋聡「基本障害に基づく分裂病の症状理解」『臨床精神病理』六巻、二一一―二二三、一九八五。
(43) Peters, U.H.: Strukturale Nosogenese. Eine strukturalistische Interpretation der Genese psychischer

Krankheitsbilder. *Schweiz Arch Neurol Psychiat* 105 : 369-378, 1969.
（44） Peters, U.H.: Wortfeld-Störung und Satzfeld-Störung. *Arch Psychiat Nervenkr* 217 : 1, 1973.
（45） Spitzer, M.: Erfahrung-Aspekte einer Begriffsklärung. *Nervenarzt* 57 : 342-348, 1986.
（46） 高橋潔「幻聴からみた分裂病」『臨床精神病理』三巻、一〇一―一一六、一九八三。
（47） 渡辺哲夫「分裂病性幻覚の実体性について」村上靖彦編『分裂病の精神病理12』東京大学出版会、一九八三。
（48） Watzlawick, P.: Systempathologie-Systemtherapie. In: W. Janzarik（Hrsg.）; *Psychopathologie und Praxis.* Enke, Stuttgart, 1985.
（49） 安永浩「精神医学にとっての言語あるいは言語学」高橋俊彦編『分裂病の精神病理15』東京大学出版会、一九八六。

補論Ⅱ　分裂病者における具象化傾向について

一　はじめに

分裂病者の「言語の異常」としてまず思いつくのは、言語表出の異常、すなわち滅裂言語、言語新作、連合弛緩などであろう。これらは、どんな精神医学の教科書にも散見される古典的症状である。しかし、分裂病の「(臨床的)軽症化」に伴ってこのような明白な言語表出の異常を示す患者は、急性期の一時期を除いて近年次第に稀になってきている。そして明白な言語表出の異常が見られない限り、分裂病者の語る言語は一見したところ、われわれの言語と異なるところがないように思われるし、互いのコミュニケーションも——少なくとも権利上は——十分に成立しうるように思われる。しかし、果たして本当にそうだろうか。例えばわれわれが外国語を用いて外国人と話す場合、たとえ形式的には整った言語表現をしてまた相手にも十分理解されたとしても、母国語を用いた場合とはどこか感じが違う。この場合、外国人である私にとってのその言語はあきらかにネイティヴスピーカーにとっての言語とは異なっている。しかし一体どこが違うのだろうか。この違いは、あるいは馴染みのなさからくる一種の離人感に還元できるものかもしれない。そして言語を支える諸々の風俗的、文化的背景に通暁するにつれて次第に消滅しうるものかもしれない。しかしここではっきりしていることは、この違いがすでに表出された言語の次元にはないということである。

言語表出の異常を示さない分裂病者の言語が、もしこのようなわれわれの外国語体験と類似したレベルでの障害を被っているとしたらどうだろうか。つまり、すでに語り出された言語、すでに聴取し終えた言語ではなく、むしろ言語との前対象的な関わりのうちにこそ一次的な分裂病性変化があるとしたらどうだろうか。このような視点はわれわれに、言語と非言語との境界線へと足を踏み入れることを余儀無くさせる。そこで生起する言語はまだ――あるいはもはや――ロゴスとしての言語ではなかろう。

とはいうものの、このようなロゴスならざる言語、非言語としての言語の変化をわれわれはどうしたら捉えることができるのだろうか。われわれが「捉える」ことのできるものは、つねにすでに観ることのできるもの、聞くことのできるものとしての対象化されたものでしかないとするなら、これはほとんど不可能ではないだろうか。しかし、対象化された言語、ロゴスとしての言語とここで問題となる非ロゴスとしての言語とはそれぞれ全く無関係に独立して存在するものではないだろう。従って、両者の関係を問うことによって問題となる言語の次元を開く道が得られるかもしれない。

このような問題設定にとっての手掛かりとして、われわれは分裂病者のいわゆる「具象化傾向」(Konkretismus)とよばれる現象をとりあげることにしたい。この現象は「具象的態度」(konkretes Verhalten)の名のもとに、一九四四年にゴールトシュタインが分裂病者の言語活動(および思考活動一般)の特性を記載して以来、主として実験心理学の分野で好んでとりあげられてきた。しかし精神病理学の分野でも、E・ブロイラーが一九一一年に、象徴的な意味で言われたことと字義通りに言われたこととを取り違える傾向として記載しているのを始めとして、ベイトソンらが分裂病の家族病理の病因的研究の一環として大々的に取り上げているのは周知の通りである。従って、まずこれまでの主な知見を整理しておきたい。

二　文献の展望

1　実験心理学的研究

すでに述べたとおり、ゴールトシュタインは、分裂病者の色彩分類テストに対する反応が脳器質疾患患者と同じであったことから、分裂病者も脳器質疾患患者と同じく、範疇的態度ないしは抽象的態度の障害に基づく、具象的態度の優位を示すとみなした。この見解は、後に様々な批判を呼んだように、抽象と具象という概念がその概念規定を曖昧なままにして用いられていること、実験結果の同一性が直ちに——思考その他の——過程の同一性とみなされていること、従って脳器質疾患患者と分裂病者の「具象的態度」の質的差異が捨象されてしまっている等々の問題点を残した。ただし、その他のおよびその後の実験心理学的研究が、「具象化傾向」をもっぱら「思考」の障害やさらには「認知」の障害に還元するに至るのに対して、ゴールトシュタインの「具象的態度」という——ゲシュタルト心理学に基づいた——全体主義的な捉え方(むろん、当時の脳病理学内部での脳局在論に対するアンチテーゼという文脈で考えねばならないことは当然であるにせよ)は、一考に値すると思われる。*

* 例えば最近では、ホルムーハドゥラは「具象化傾向」を分裂病者の「世界との関わり」を特徴づける全体的で基本的なあり方として捉え、思考や言語、知覚や行動やコミュニケーションなどの様々な次元で現れるとしている。

ヴィゴツキーは概念形成テストやことわざテストの結果から、分裂病者の思考を、「概念的思考の障害」によって、発達論的に概念的思考に直接先行する「連合的結合による思考」の段階に戻ることによるものとみなした。彼のいう「概念的思考」とは、普遍的・抽象的概念に基づく思考であり、「連合的結合による思考」とは具体的で機械的な結合による思考であり、思春期において後者から前者への発達が達成されるという。このような障害は、言語的交流の能力が失われていない患者においては表立った異常としては現れない。しかし、言葉の使用は一見正しく、我々に理解可能なものであっても、言葉が患者にとってもつ意味はわれわれとは全く異なってくるという。この連合的結合による思考はさらに、フォン・ドマールスと共に「述語的同一視」に基づく錯論理的思考（paralogical thinking）として発展させられたのは周知の通りである。その他、ガードナーやカサーニンも同様に、分裂病者の思考形式を幼児や原始人のそれと同一視している。ヴィゴツキーは発達心理学的見地を加味してはいるが、彼のいう「概念的思考」の障害はゴールトシュタインの範疇的態度の障害とそれほど変わりはないと思われる。

これに対してキャメロンは、分裂病者の思考障害は痴呆患者のそれとも、また子供の思考形式とも全く異なるものだとして、分裂病に独自の思考形式を「過包摂」（overinclusion）と名付けた。「過包摂」とは、ある概念にその概念とは直接関係のないような要素をも含めてしまうような思考形式を指す。例えば、五種類の異なった色と六種類の異なった形をもつ二二個のブロックを四つのグループに分類するという課題（つまり容易に思いつく色か形による分類は不可能であり、被験者は実験者からヒントを得ながらサイズと高さによる分類という正解にたどりつくまでに何度か試行錯誤を重ねなければならないような仕組みになっている）に直面すると、分裂病者は実験状況とは無関係な個人的な表象内容とか、あるいはまた実験状況内部のものでも通常は除外して考えられるべき、ブロックに付いているインクのしみなどをも課題解決の過程に含めてしまうという。例えばある患者は黄色のブロック二個を一緒にしたが、他に一緒にするブロックはあるかと聞かれて、中国人がこの病院で働いているかどうかを尋ねた。働いていないことがわかると、白人だけしか働いていないのなら、黄色と白のブロックを一緒にはできないと答えた。また別の、離婚問題を抱えていたある患者にとっては、ブロックを分けることは家族と別れることをも同時に意味していた。また、それ自体は決して誤りではないが、あまりにも広すぎて他のグループにも妥当してしまう過度の一般化も特徴的である。例えばある患者は、自分の分類したあるグループの根拠を問われて、「いずれも面を有する」と答えた。つまりゴールトシュタインらが言うように、分裂病者は一般化（概念形成）が出来ないのではなく、その仕方が不適切なのだという。キャメロンが対象にした患者はいずれも高度の思考解体や妄想体験を有する患者ばかりであるため、それ以外のタイプの分裂病者でも同じ結果が得られるかどうかは疑問である。

R・W・ペインは同様の分類テストを用いて、過包摂思考と臨床症状や病型、病相期などとの関係を調べた。それによると、過包摂思考は急性期の産出症状を有する患者にのみ認められ、慢性患者には見られなかった。またフェノチアジン治療によって過包摂思考が軽減された。過包摂と遅延（retardation）は同一の患者に併存することはなく、後者は慢性患者において有意に出現した。以上の結果より、過包摂は分裂病者の永続的、体質的な特性ではなく、妄想などと並ぶ症状のひとつである。また、健康者が気づかないような detail〔細部〕を知覚する、データからの不当な一般化がされるなどの点において過包摂は妄想と類似している。そして過包摂や妄想の成立を共に説明するような別の基盤として、ペインは、中枢性のフィルター機能の障害を仮定している。フィルター機能とは、「その都度の注意の焦点をあてられたものにとって重要でないような外的知覚や内的思考を抑制する」働きのことである。フィルター機能がうまく働いている場合は、その都度の状況において不必要な刺激が排除され、その限りで適切な知覚や認知が保たれるわけである。つまりフィルター機能の障害を仮定することによって、ペインは過包摂を思考障害に帰属させることなく、知覚や認知障害との関連で捉えるに至ったわけである。その後、分裂病の認知障害論は周知のように急速に盛んになり、近年ではさらに情報処理理論へと発展している。これについてはここでは立ち入ることができない（内海、町沢、大平らによる総説を参照されたい）。

2　精神病理学および力動精神医学的研究

ゴールトシュタインの「具象的態度」の概念は、「過包摂」の概念を経てフィルター機能の障害として捉えられることによって、その他の分裂病性の産出的症状と同じ構造のもとで考えられて、特異的な言語活動としての側面は度外視された。この点に関しては、ブロイラーも同様である。それはおそらく、メイヤーやムントとラングが指摘するように、言語は思考過程の端的な表れにすぎないとする当時の言語観が反映しているためであろう。構造主義的言語観が導入されて初めて、「言語それ自体のもつ、人間の現存在にとっての構成的機能」に目が向けられるようになるのである。

分裂病者の「具象化傾向」は、言語活動の特性として記述される際には多くの場合、語の「字義通りの意味」と「比喩的な意味」の取り違え、あるいは「優勢な意味」と「弱い意味」の取り違えとして捉えられている。このような考え方の根底には、われわれが日常おこなう言語活動（パロール）も、言語それ自体（ラング）と同様にいくつかの語の単なる総和から成り立っていて、さらに、それらの語には一対一対応の意味があると考える、素朴な言語観があることは言うまでもない。

分裂病者の具象化傾向をそれが出現する日常的な世界のうちで捉えるためには、語ではなく文全体を考察しなければならないだろう。その場合には、必然的に分裂病者の言語の産出に参与する「他者」が、従ってまた「コンテクスト」という間主観的問題連関が中心に据えられることになる。このような問題性を視野のうちにおさめた研究としては、構造主義言語学の知見に基づいたU・H・ペータースの一連の仕事が挙げられるが、コンテクストを、シニフィエと指示対象（レフェラン）との結びつきとして捉え、両者の乖離が分裂病者の言語の特徴（Wordfeld- und Satzfeldstörung）〔語の場と文の場の障害〕だとするだけでは、まだコンテクストとは何であるか十分明らかになったとは言いがたいし、そればかりかコンテクストが間主観的なものである点は――症例記述の段階でははっきり言及されているにもかかわらず――捨象されてしまっている。この点は、分裂病者は語の意味を理解する際にコンテクストを使用することができないという結果を示したチャップマンらの実験心理学的研究も同様である。

これに対してベイトソンの研究は、周知の通り、コンテクストを独特の観点から捉えたばかりか、コンテクストの相互理解の障害が分裂病の病因となりうることを明確にした点で、それまでの諸研究とは一線を画するものといえよう。ベイトソンは、人間の言語活動をもっぱらメッセージのやりとりとしてのコミュニケーションとして捉えた上で、コンテクストは、メッセージと論理階型を異にするメタ・メッセージだとする。そして、あるメッセージが字義通りの意味か比喩的な意味かはこのメタ・メッセージによって決定される事柄に属するという。分裂病者にみられる字義通りの意味と比喩的な意味との取り違えは、彼らがダブルバインド関係に長く晒されることによって生じた、メタレベルのメッセージのやりとりの障害に起因する。ベイトソンの考え方は、メッセージとメタ・メッセージ、さらにはメタ・メタ・メッセージ間の次元の差異を明示している点で意義深いものであるが、メタ・メッセージもメッセージと同様に、発信者と受信者の間で相互に交換されうるものとみなされる点は疑問が残る。むしろ、メタ・メッセージとはメッセージと違って、決して相互に交換されえないという点にこそその本質があると思われるからである。われわれの日常生活における言語活動では、あるメッセージの意味が明確に一義的に規定されることはむしろ例外的である。受信者ばかりか、当の発信者でさえ、自ら発したメッセージのメタ・メッセージ的意味は自分が語り終えた後になってからようやく蓋然的にのみ知りうる。メタ・メッセージは、発信者が一方的に規定できるものでも、受信者の一方的な解釈によるものでもなく、むしろ両者の間で語られる言葉それ自体のもつ自律性によっておのずから決まるという部分が大きいのではないだろうか。

ところで、字義通りの意味と比喩的な意味との取り違えは、健康者でも例えば、ベイトソンが挙げる、仕事をさぼって家に帰った人が職場の人から、「何で帰った」と聞かれたのに対して「車でだ」と答えた例にみられるように、窮地に陥った際や、あるいはさらに意図性の強いものとしては、ユーモアや駄洒落を発する状況でごく普通に生じるものである。となると、分裂病者の「具象化傾向」との違いは、ブランケンブルクが言うように、単に「自由度」(Freiheitsgrad)の違いにすぎないことになってしまう。むろん、自由度の乏しさという特性は、分裂病者の言語活動やさらには行動全般のひとつの重要な側面を言い当ててはいるが、それでもやはり「具象化傾向」それ自体のうちに特徴的な分裂病性変化が現れてはいないだろうか。これを捉えるにはまず、「具象化傾向」の例を注意深く選ぶ必要があるだろう。当然のことながら、健康者にもみられるような字義通りの意味と比喩的な意味の取り違えの例を対象に据えると、分裂病者の具象化傾向の特異性はわれわれの手を逃れてしまうからである。分裂病者に特異的な具象化傾向の例としては、例えばビンスヴァンガーの症例イルゼが挙げられる。父親に強い愛情を抱いていたイルゼは、父に対する「灼熱の愛」(brennende Liebe)の「証をたてる」(die Hand ins Feuer legen＝手を火の中につっこむ)ために、父親の前で実際に右手を暖炉の火につっこんで火傷を負った。またH・ラングの挙げる例では、ある患者は何回も嚥下運動を繰り返しながら「情報を飲み込んでいる」と語ったという。これらの例に現れている具象化傾向は、単なる過度の具象化とも言えず、また逆に過度の抽象化あるいは過包摂と呼ぶこともできないだろう。ホルムーハドゥラはこうした分裂病者に特異的な具象化傾向の特徴を、「抽象的・象徴的な言い回しとの具象主義的な関わり」と表現している。同様のことをブランケンブルクは「過度の抽象化と過度の具象化(ないしはoverinclusion〔過包摂〕とunderinclusion〔過少包摂〕)との短絡」という言い方をしている。しかしこれはただ、分裂病者の具象化傾向を現象的に規定したにすぎず、それが何によって生じるか——上記の実験心理学的研究における「思考障害」や「認知障害」といったような他の何らかのより基礎的な障害を仮定するにしろしないにしろ——という問題には触れられていない点で不満が残る。

この問題を考えるためには、健康者にはなぜ分裂病者のような具象化傾向が通常は生じないのかという問題をも併せて考慮することが必要だと思われる。さらにまた、病者の具象化傾向が十分明らかにはなっていないと思われる。

以上の文献の展望からいくつかの問題点が生じる。まず第一に〔……(中断)〕

三　症　例

以下に挙げるのは、形式的ないわゆる思考障害や産出的症状がほとんどみられない症例で、従ってこの患者に生じた「具象化傾向」はこれらによって粉飾されることのない比較的純粋な言語の異常とみなすことができると思われる。

〔症例A〕

現在三四歳の男性。発病後十数年を経過した分裂病。被害関係妄想が一年余り続いた後、急激な人格変容感と共に徐々に残遺状態に移行。家族構成は父母と兄がひとり。家族負因はなし。母親によると、幼少時は「明るくて面倒くさくない子で、全く手がかからなかった」という。成績も良く、学校の先生からも全く問題なしといわれていたという。

本人の話によると、最初の変化が訪れたのは大学一年の頃である。地下鉄のなかで突然得体の知れない不安に襲われて、精神科を受診したが、甘えているだけと言われて通院はしなかったという。大学五年(留年一年目)になって、発作的に自殺しそうな衝動に襲われたり、通行人を殴りつけそうな感じにとらわれたりするようになり、感情に収拾がつかなくなった。交番に助けを求めたら、近くの病院を紹介されて一晩泊まって帰ってきたりした。この頃、自分が変わる変わるとはっきり感じた。実際、全く無防備になってしまい、劣等感なども感じなくなり、嫌いな奴とも平気で付き合うようになってしまった。それまで行ったこともないキャバレーにも平気で行ったり、どうでもよくなり中退した。家の金庫を破って金を持ち出すことまでしても何も感じなくなった。大学には七年目まで籍があったが、どうでもよくなり中退した。

元々の自分はこれとは全く違っていた。やたらと目立つところがあって、中学校のときも文化祭で一人で先にたって何でもやっちゃうところがあった。いろんなことに対する自分の判断がはっきりしていて、「わからない」にしろ、聞かれれば即座に言えた。それに当時は普通の悩みがあった。将来どういう道を行くかとか、就職はどうするかとか。変わってからは具体的な悩みが一切なくなった。むしろ何も悩みがないのが悩み。それまでは常識というものもはっきりしていた。大学時代、常識とは何かと聞く友人がいて、びっくりした。大学に入ってからはびっくりすることばかりだった。自分とは違う考え方があることを初めて知って驚いた。それまでは人も自分と同じ考え方をしているのだと信じて疑わなかった。人が何考えてるかわからないと思うと、人が怖くなった（主体他者との初めての出会い）。

それまではずっと、何をするにも理由がないとできなかった。例えば「人は平等」という規則から導き出してひとつひとつの行動を決めていた。例えば、僕は心にあることは全部口に出す方で、たまたま言わないでおくにしても、「相手になぐられるから」とか「言うと自分が損をするから」というのは利己主義で自分の欲だけ追求することになり理由にならない。「相手の心を傷つけるから」というのは理由になる。出掛ける前に火を消すという行動をするにしても、「自分が困るから」ではだめで、「家族や近所の人が困るから」というのならいい。そうやっていちいち行動する前に考えていた。ところが一般の人はほとんどそこまでは考えずに便宜的に行動していることを知って驚いた。大学に入ってから病気になる一年前まで（患者自身は大学五年時の、自分が変わると感じた頃を発病の時期と規定している）はずっと、緊張のしっぱなしで、人が怖くて、友人が僕に関する悪い噂を流していたようで、皆が僕を見る目が変だった。小さい頃からひ弱でおとなしく、坊ちゃん坊ちゃんしてて、そういう自分が嫌で変えようとしてたが（例えば、大学時代、わざと電車のなかで酔っぱらって踊ってみたりしたという）、おかしくなる前、こうしようと思うと何か自分を演じるような感じ、人工的な感じがして、自分が浮きあがってしまっていた。

大学中退後は、ときどきアルバイトしたりするが長続きせず、毎日ぶらぶらして、喫茶店や近くの図書館へいって時間をすごしている。三〇歳のとき、一度死のうとして川に飛び込んだが、泳いでしまい死ねなかったという。通院、服薬は、大学五年時の例の変化が生じたときから続けているが、半年から一年ごとに医者を変えている。三二歳のとき、当時の主治医にすすめられて八ヵ月間ほど入院したことがある。そのときは「たまたま保険が切れたので」退院したが、そのまま一生精神病院で暮らすことになってもいっこうに構わないと思ったという。筆者が主治医となったのは、一年前からである。相手の誰に関わりなくなれなれしい態度をとる一方で、決して視線が合わない点、内容のわりには訴えに真剣味がなく、いわゆる通常の Leidensdruck〔苦悩のため救いを求める動き〕（ブランケンブルク）が伝わってこない点、みだしなみに無頓着でいささか不潔な点などが外見上の特徴である。面接では毎回、以前の自分に比べていかに変わってしまったかが話題の中心となる。例えば以下の通りである。

「瞬間、瞬間に自分が変わってしまう。過去との繋がりが切れてしまって、将来へ向かって生きようとすると、過去の自分をいちいち思い出さねばならない。感覚が甘くなった。善悪はわかるが、こういうことをしたら笑われるんじゃないかというような美意識がなくなった。人にどうみられているかということに無頓着になった。人の心が読めなくなった。個性がなくなった。」

この変化*についいては、母親も「昔は内気で恥ずかしがり屋で、客が来ても陰に隠れていたが、次第に変わってきた。近頃では家に誰か来ると必ず出てきて、一緒に平気で喋るようになった。電話にも平気で出るようになった。子供っぽくなったことは確かで、お金を渡すとその日のうちに使ってしまって明日はどうでもいいというところがある」と述べている。いわゆる産出的症状に関しては、すでに触れたように、「変化」の前の漠然とした関係妄想以外には認められない。また形式的な思考障害も認められない。

＊　この「変化」はさらに、それ以前の患者の生活史の流れのうちで捉える必要がある。というのも、中学校頃からの「やたらと目立つ」行動はすでに、「小さい頃からひ弱でおとなしかった」、すなわち自己主張に乏しかった自分自身との何らかの対決の結果の、半ば無意識的な「変化」の試みとみなせるからである。従って、変化という観点にたつなら次の四つの時期が区別されよう。一期——中学校以前までの、自己自身に対する対決をほとんど欠いた、その意味では相対的に「自然な」あり方（つまりおよそ、人間が「それ自身に関わる存在」である以上、あるいは自己意識をもたざるを得ない以上、自然さはつねにすでに「相対的」でしかありえないという意味で。あるいはまた何らかの「投企」を欠いた「被投性」はありえないという意味で）の時期。（この自然さは自己主張の乏しい人間という意味方向で実現されている）。二期——中学から高校時代までの、一期の自然なあり方に逆らう方向での半ば無意識的な自己変革の時期。（ただし、患者自身の自己理解では、この時期のこの変化の試みはむしろ、当時の自分の属性として、すなわちありのままの自分として理解されており、その意味では、生活史の全体的連関のうちにまだ遊離することなくはめこまれている）。三期——大学一年から大学五年の「変化」に至るまでの、二期の自己変革の試みがさらに増強され、かつはっきりそれとして患者自身に意識化された時期。この時期の変化は、上述のように「主体他者との出会い」に対するいわば対処的行動（**coping behaviour**）とみなすことができる。四期——大学五年時の「変化」以降の、三期の自己変革の試みが代償不全に陥った時期あるいは過代償によりひとり歩きし始めた時期。いわゆる臨床的な破瓜病性人格変化としてわれわれの目にうつるのは、四期以降の変化であろう。

さて患者は繰り返し次のように述べる。

「生きるということがどういうことかわからなくなった。こういう疑問が浮かんでいるときは、道を歩いていると、前に向かって歩くことだけが生きることに思えてくる。電車に乗っていると、電車の進む方向にしか生きる方向がない。生きるとは平面上を歩くことか？　自分より目上の人が自分と同じ平面上にいるのはおかしいのではないか。自分より社会的に地位の上の人は、自分より空間的に上にいないとおかしいように思う。子供は自分より下、地面の中にいないとおかしい。」

次の症例は、紙幅の関係で詳細は省く。

〔**症例B**〕

現在二一歳の女性。強迫的傾向のつよい境界型分裂病（DSM-Ⅲでは分裂型人格障害に相当すると思われる）。一九歳のとき好きな男性ができたのを契機に、その男性に自分のどんな面をみせたらいいかと考えるうちに自分が五人も六人もいるような気がしてきた。そのときから「自分」とは何かわからなくなり、何か考えたり行動したりする度に、「なぜ自分はこう考えるのか」という疑問が浮かぶ。そのうち心のなかで、「別の自分が自分のすることをいちいちつぶやく」ようになり、動作が自然に運ばなくなった。このような、強迫症状とコメント形式の幻聴との中間段階ともいえるような内省過剰*がしばらく続いた後、「顔」に関する次のような具象化傾向が出現した。

「人の顔は見えるのに自分の顔は見えないのはなぜだろうか。自分の顔が見えないことに気づくとものすごく不安になる。人はいるのに自分はいないと思う。自分とか私という言葉が頭に浮かぶと怖くなる。鏡を見ると怖いけど少し安心する。でも鏡を見ていて横を向くと、あっ自分がないと思う。周りの景色を見ていると自分の顔が見えない。自分がなくなる。周りの景色に圧し潰されて呼吸が苦しくなる。歩いていても自分のどこかが足りない。ちゃんと支えがなくて、体がふらついてまっすぐ歩けなくなる。」

* この内省は筆者のいう「同時的内省」の形式のものであったが、この患者では先取り型の幻声すれすれと思われた。こ

のような症例では、シムコの言うように、同時的内省が強迫症状とならんでそれ以上の解体へと進むのを防ぐ役割を演じているように思われる。バランスを崩して精神病的代償不全をきたした場合は、anankastische Katatonie〔強迫性緊張病〕（シムコ）の病像をとることになるだろう。

〔……（中断）〕

2　これらの問いに対する暫定的な解決として身体的表現が選ばれる。例えば症例Aでは「生きる」ことが歩くこととして、「自分」や「私」は自分の顔として規定されることになる。

3　このような身体的表現は、場合によっては、具象化傾向よりさらに自由度を欠いた症状形式である体感異常としても出現することがある。例えば症例Bにおいて、「支えがない」ことが実際に体がふらつくこととして体験されるのがそれに当たる。

四　考　察

1　Konkretismus〔具象化傾向〕の出現に先立つ状況

具象化傾向の出現に先立って、症例Aでは「生きる」、さらにはそれに次いで「上下」、症例Bでは「自分」さらには「私」という概念ないしは語をめぐる問いが生じている。こうした問いの主題化を容易にする条件として、症例Aでは離人症的機制が、症例Bでは内省過剰が考えられる。ある語が文脈から切り離されて意識の焦点に据えられることにより意味の消失をきたしやすいことは、例えば「意味飽和(semantic satiation)」の現象からも知ることができる。つまり、ある語を何度も繰り返し唱えたり、書かれた語をじっとみつめていると、ある瞬間から突然その語が奇妙に聞こえたり見えたりし始め、次第に語の意味が消失して、最後には単なる音やインクのしみにすぎないものとなってしまう現象である。これは一定の対象に限ってのみ一時的に引き起こされた人工的な現実疎隔感だとも考えられる。しかし言葉以外の対象をじっと見つめてもこのような現実感喪失は滅多に起こらないから、「意味飽和」は言語的対象にかなり特異的な現象であろう。

やってみるとすぐわかるように、この「意味飽和」の現象は実際には完全な意味の消失にまで至ることは稀である。たいていは、その語の意味が観念的にはわかっている段階でとどまることが多い。それでもその語から受ける感じはふだんと全く違って奇妙である。このとき言語にはいかなる変化が生じているのだろうか。語が単なるインクの染みやあるいは単なる音にまで至った完全な「意味飽和」の段階は別として、この中間段階では少なくとも辞書的・観念的ないわゆる「意味」が失われるわけではない。ある離人症の患者は、自らの言語体験の変化を「字につらなるイメージが入って来ない。字しか入ってこない」と述べているように、言葉に伴う相貌性のようなものに変化が起きているのだろうか。ウェルナーはこのような不完全な意味消失の現象を、言語フォルムと指示対象との結合の仕方の変化として捉えている。すなわち、通常は言語はその指示対象との間に、外的・恣意的な指示関係だけではなく内的・力動的な表示関係(representation)を有するシンボルとして働くが、意味飽和の現象では、この後者の関係が脱落して、言語はシンボルから、言語フォルムと指示対象とが単なる外的・恣意的な関係のみによって結ばれるサインないしはシグナルの地位にまで逆戻りするという。問題は、言語に生きたイメージを伴ったシンボルとしての地位を保証する、この「内的・力動的関係」が何であるかだが、これについては後に立ち入る。

意味飽和の現象は、通常の言語使用におけるように、言語が何かを描写したり伝えたりするための道具や手段として仕えている限りは生じることなく、言語が他の諸々の物的対象とならぶひとつの対象として意識の中心に据えられたときに始めて生じる現象であった。つまり、言語の物質的側面への注意の焦点化がこの現象を引き起こす条件となる。しかし一方で、同様の操作が詩的言語を生み出す契機ともなることが知られている。例えばカンディンスキーは、「対象を捨象し表現手段を自律させる」ことによる抽象絵画の成立への過程を、詩的言語の成立過程とパラレルに捉えている。すなわち、彼は自らも同じ語の反復からなる詩を作成しつつ、ひとつの言葉を反復することによって、言葉は「名称というその外面の意味」を失い、「指示された対象の抽象化した意味さえも忘れられ、その言葉の純粋な響きのみが後に残るようになる」と述べている。しかしこのような響きのみになった言葉は、先の意味飽和の現象における言語とは異なって、指示対象との結合から切り離されることにより――つまり、言語のサインないしはシグナル的側面が捨象されることにより――奇妙な物的対象になりはてるのではなく、むしろ「その言葉のもつ想像だにしなかった別の精神的特性を顕わしてくる」という。マラルメが「私が言う、花！　すると、私の声によっていかなる(花の)輪郭も忘却状態に追いやられるのだが、その忘却状態から、既知の萼とは別の何物かとして、音楽的に立ちのぼってくるのである、(現実の)どんな花束にも不在の花が、甘美なる(花の)観念そのものとして」(丸山圭三郎『生命と過剰』より引用)と述べているのも同様の言語の変化を指していると思われる。この状態において言語記号(sign)は、われわれを指示対象へと指示することなく、それ自体で指示対象の本質を表示(represent)している。同種の変化に属するものとしてさらに、タブー語や言葉の魔術的使用におけるような言葉の実体視の現象をも挙げることができよう。

以上のように、同じ語への意識の集中化ないしは同じ語の反復使用は、その語を二つの異なった方向に、すなわち、言葉の有する相貌性という観点から見るなら、一方は相貌性の減少、他方は相貌性の過剰という方向へと変化させる。しかし何よりも、この二様の変化は、通常の言語使用においては重なり合っていて区別することの困難な、対象の

「指示」(reference)と対象の「表示」(representation)という言語記号の二つの本質特性をそれぞれ顕わにしているという点で興味深い。*

＊　ここでいう「指示」と「表示」の概念はウェルナーに依っている。前者は文字通り、対象を指し示す働きで、後者は「ある種の対応や類比を通じて、指示対象の内包的構造を描き(depict)あらわす(reveal)」働きである。従って前者の場合、指し示すものと指し示されるものとの間には類似性はないが、後者の場合は両者の間に内的類似性がうちたてられている。対象を指示するだけのサインないしはシグナルと違って、シンボルは「対象指示と対象表示の二つの側面を分化統合する」点に特徴があるという。シンボルの代表は言語記号であるが、しかし最初から言語はシンボルとして与えられるのではなく、幼児の指差し行為から命名行為を経て、「身体的・力動的シェマ化」を介して言葉とその指示対象との間に類似性をうちたてていくことによってはじめて、言語はシンボルとして成立する。この言語と指示対象との間の類似性とは、上述のように表面的なイコン的類似関係ではなく、あくまで主体によってうちたてられる内的な類似性である。(語る主体の言活動と切り離して、客観的に見た言語それ自体と指示対象それ自体との間にはむろん元来いかなる類似性も存在しない。つまり両者の関係は全く「恣意的」である。通常イコン的な類似関係があるとされる擬音語ですら、ウェルナーが指摘する如く、例えば犬や猫の鳴き声をなぞる擬音語が言語圏が異なれば異なることからもわかるように、決して指示対象の忠実な写生ではなく、「言語媒体の枠内で自分に利用できる音素を活用する」という、いわば「知覚された音声から言語媒体への翻訳」である――むろん、鳴き真似のようないわゆる声帯模写は、ここでいう擬音語にははいらない。従って擬音語とその指示対象との間の類似関係も、主体と無関係にアプリオリに備わった純粋に客観的な関係ではなく、やはりあくまで主体によってうちたてられた関係にほかならない。)さらにまた指示対象も最初から指示対象として主体とは独立に存在しているのではなく、シンボルが形成されるのに伴って形成される。シンボル形成以前においては、物は主体にとっては動物にとってと同じく行為の相関者(ウェルナーはこれを「行動物」things of action と呼んで、真の「対象」objects としての物――つまりシンボル形成に伴って形成される指示対象――から区別している)でしかない。

シンボルと指示対象の間に類似性がうちたてられても、初期の段階ではまだ両者は十分に分化しておらず、そのためシンボルとしての言葉はこの段階ではかなり相貌性が強いのが普通である。両者の間が「分極化」するにつれてようやく、自律性をもった通常のコミュニケーション言語が成立するに至る。以上のような、(1)対象指示、(2)指示対象とシンボルとの間の内的・力動的類似性の設立、(3)両者の分極化という、シンボルの形成過程はまた、おとなになってからでも主体が言語活動をおこなう際には「微視発生」(microgenesis)(系統発生、個体発生とならんで三者の間には「発生的平行性」があるという)としてその都度たどり直さねばならない過程であるとされる(むろんウェルナーが問題としている言語は、主体からきりはなされた制度としてのいわゆるラング、あるいはすでに主体のもとをはなれた「言語作品」(エルゴン)としての言語ではなく、パロールないしはエネルゲイアとしての言語である)。ウェルナーは指差し行為における指、火を指示する煙や雷を指示する稲光のような自然界の記号、あるいは信号機や手旗信号などの非言語的な人工的記号を、指示対象との間に類似性がうちたてられておらず、両者は外的・恣意的な関係にとどまるとして、シンボルから除外してサインないしはシグナルに分類しているが、これらの諸記号も主体がある程度反復して使用する場合には、当の記号と指示対象との間には(内的)類似性が十分成立するから、上述のシンボルの定義に従うなら、シンボルの地位へと変化しうると思われる(例外は指差し行為における指であろう。ただしこの場合も、常に特定の対象だけを指さす動作を繰り返すなら、その指差し行為はシンボル化しうる)。むしろ、サインやシグナルだけしかもたない動物にくらべて、人間にとってはいかなるサインやシグナルもシンボル化されうるという点に特徴があると思われる。

〔ここで原稿は中絶している。〕

長井真理──その人と仕事

木村　敏

一九九〇年一月十三日の午後、長井真理は三七年の短い人生を終えた。

彼女の最初の論文が発表されたのは、一九八一年五月のことである。それから九年足らずのあいだに、彼女は未完の絶筆もふくめて十一篇の原著論文と数篇の小論文、それと多くの翻訳を私たちに残してくれた。

彼女が、当時私の勤めていた名古屋市立大学を卒業して精神科医としての経歴を開始した一九七六年ころ、私たちの読書会はブランケンブルクの『自明性の喪失』とテレンバッハの『メランコリー』を読み終えて、邦訳出版の準備を進めていた。そして引き続き、ビンスヴァンガー、ミンコフスキー、ヴァイツゼッカー、ミュラー゠ズーア、キスカー、ブランケンブルクなど、ドイツ語圏とフランス語圏の現象学的・人間学的な精神病理学の論文を取り上げていた。また哲学書としては、ドイツ語でヘーゲルの『精神現象学』、ハイデッガーの『現象学の根本問題』、『根拠の本質』、『形而上学とは何か』など、フランス語でドゥルーズの『ベルグソンの哲学』、デリダの『声と現象』などを読んでいた。こういった空気の中で、彼女の初期の論文が現象学的・人間学的な傾向を色濃く示しているのは当然であったといえる。

精神科医としての彼女の眼は、最初から分裂病者の精神病理に鋭く向けられていた。彼女が精神科を選んだのも、分裂病問題に惹かれたためであったらしい。このことは彼女自身の内面的な問題意識と──端的に言うならば彼女自身の自己同一性や存在感、あるいは共同体への帰属感のある種の稀薄さと──きわめて深く関わっている。そしてこの問題意識が、分裂病論についてはいうまでもなく、それ以外のテーマで書かれた論文においてすら、つねに「導きの糸」として見え隠れしているのである。

このことと関連して一言書いておきたいのは、彼女が母校の精神科に入局する前年の一九七五年から五年間、この医局には中井久夫というすぐれた分裂病治療者がいて、彼女も他の若い医局員たちと同様に、中井の熱心な指導を受ける機会に恵まれていたということである。また彼女は、当時中井と私の監修で進められていたエレンベルガーの『無意識の発見』[12]の共訳(一九八〇)にも参加していた。彼女自身は結局力動精神医学の道を選ばなかったが、それでも終生フロイトやユングの理論には大きな関心を示し、その関係の翻訳や著作もいくつか残している[17][18][20][24]。

彼女の最初の論文「中年および退行期女性の〈村八分〉妄想についての人間学的・役割理論的考察」[1](一九八一)は、若い医局員に半ば義務的に課された学会発表[26](一九七九)を膨らませたものである。ここでは患者が所属する共同体からの排除・疎外を主題とする迫害妄想が論じられているが、扱われている症例は分裂病よりもむしろ躁鬱病と構造的に同型の病態であり、考察の手法もクラウスが躁鬱病論に用いた社会学的な役割理論が下敷きとなっている。しかしこの論文においてすでに彼女の眼ははっきりと、同一性の危機が分裂病的な疎外感ではなく共同体への帰属にかかわる「村八分」の妄想主題を生み出したのはどうしてなのか、という問題に向けられている(分裂病者の疎外感については、後に「Anderssein 論文」[7]の中で立ち入って論じられることになる)。

これと関連して、躁鬱病型の役割行動と分裂病型のそれとの根本的な違いは何かという問題意識が彼女の念頭を離れなかったということも、行間からはっきり読み取ることができるだろう。事実、分裂病者の役割意識についてじっくり考えてみたいという気持を、彼女はその当時からしばしば洩らしていた。死の数ヵ月前(一九八九)に名古屋で開催された精神病理学会に、彼女は「分裂病者の〈無為〉について」[36]という演題を出していて、これは結局その直前に入院したために発表されず、原稿も残されていないが、そこで彼女が語ろうとしていたのは恐らくこの問題と深く関わった内容ではなかったかと思われる。

ちなみに、この論文の表題に見られる「〈村八分〉妄想」という用語は、その後の論文における「つつぬけ体験」や(物の)「すりかわり体験」などとともに、彼女が慣習的な症状名にあきたらずに自分で工夫したものである。ここにも、従来の因襲への無批判な帰属を拒む彼女の――いわば「アンテ・フェストゥム的」な――傾向を見て取ることができるだろう。

二番目の論文「〈つつぬけ体験〉について」(2)(一九八一)は、彼女が書いた最初の分裂病論である。彼女が「つつぬけ体験」と呼ぶのは、自分の考えが他人に読み取られてしまうという分裂病者によく見られる症状で、従来から「思考伝播」、「思考察知」などと名付けられていたものである。思考が他人に伝達可能な形で言語的構造を整えて成立するためには、言語以前の沈黙からの意味志向が発生し、それがさらに外部へ表現されるという「二重の外出」(デリダ)が必要である。「つつぬけ体験」において他人に洩れるのは、この第一段の外出(「最初の外出」)に際してであり、この「最初の外出」は自己成立の契機でもあるのだから、「つつぬけ体験」は患者における自己不成立の事態を示している。

この論文によって長井真理の名は広く全国に知られることになった。なによりも特筆すべきことは、この密度の濃い思索が決して哲学や記号論の受け売りではなく、詳細な症例記載によって、そしておそらくは彼女自身の実際の体験によって、具体的に裏付けられているということだろう。この論文に限らず、彼女の書く論文の一つの特徴は、要点を手際よく再現したすぐれた症例記載にあるといえる。彼女にとって精神病理学とは、患者との親密な面接の中で彼女自身の内面に焦点を結んだ心象風景をありのまま正確に捉えて、これを彼女自身の思索と言葉の中に再現することなのだった。

それは一見、ヤスパースが彼の記述現象学の方法として述べている「患者が実際に体験している心の状態をはっきりとわれわれの心の中に描き出し、それらの近縁関係に基いて考察し、できるだけ明確に区別をつけて、しっかりと定まった術語をつける」という態度に即しているかのように見える。しかしヤスパースの場合、彼が「はっきりと描き出す」のは「患者が実際に体験する心の状態」であったのに対して、彼女の場合は違っていた。患者が「実際に」体験していること、それは患者自身の意識の中ですでに言語的に加工されている。あるいはこの論文で彼女が用いた表現によれば、「最初の外出」によってすでに「ある種の外部」へ出てしまっている。そのようなすでに外部化された体験については、精神病理学はただこれを記録して、せいぜいこれになんらかの解釈を加えることができるにすぎない。そのような解釈の妥当性は、どこまで行っても蓋然性の限界を越えるものではない。

彼女が行なったのはむしろ、この「最初の外出」以前の「根源的沈黙」の中で自分自身を患者と共鳴させ、いわばこの「最初の外出」に自ら立ち会うことによって、これを彼女自身の言語的思索を媒体として、彼女自身の「ある種の外部」に結実させるということだった。つまりこの論文で「つつぬけ体験」という病的現象の基礎構造として記述されている過程が、彼女の精神病理学の可能性の根拠となっていると言ってよい。言い換えれば、「つつぬけ体験」を可能ならしめている根拠それ自体は決して異常な事態ではなく、むしろ人と人との——したがってまた精神科医と患者との——内面的交流と、その忠実な再現としての現象学的精神病理学が営まれる場所だということなのである。

このような現象学的精神学の方法を、患者の「つつぬけ体験」を助長し、患者に必要な「自閉性」を奪うものではないかと見る批判がもしありうるとすれば、それは現象とその基礎構造——「最初の外出」以後とそれ以前——の間の存在論的差異を無視した誤った見方というべきだろう。通常の対人関係が自他の明白な分離のもとに「つつぬけ」を免れているのは、長井も正しく指摘しているように、この「最初の外出」が同時に主体自己の成立を意味しうるからである。「根源的沈黙」の自他未分の状態を経由しない自他の分離がありうるとすれば、それは独立ではなくて孤立であるにすぎない。

第三の論文「物の〈すりかわり〉体験について」(3)(一九八三)は、自分の所有物が別の物にすりかえられたり、すりかわったりしていると訴える妄想体験を扱ったものである。記載されている症例は分裂病あるいはその疑いのある患者であるけれども、これは厳密な意味での分裂病論ではない。それは彼女自身この論文の中で書いているように、この症状は「原理上はあらゆる疾患において出現しうる」、疾病特異性のない症状だからである。しかしここでもまた彼女の眼は、所有物の自己所属性という局面に現れた所有者の自己同一性、あるいは客観的事物の個別性(AはAである)との関係における主観の個別性(私は私である)にかかわるすぐれて分裂病論的な問題に注がれている。

臨床的にこれと近縁で、これよりはるかに出現しやすい「人物の〈すりかわり〉体験」(カプグラ症候群ないし替玉妄想)については、当然のことながら精神病理学的考察もずっと豊富である。しかし私の知るかぎり、カプグラ症候群における同一性の障害を「所有」の観点から論じた議論はこれまでなかったのではないかと思う。私の目の前に現れる人物にせよ事物にせよ、それがそれ自身に等しい(AイコールA)という自己同一性や個別性を保ちうるのは、それが私の世界の構成分であるという意味で、私の所有に属しているかぎりのことである。それらの対象の個々の個別性には、私の世界全体の個別性が映し出されている。そして私の世界が私の所有としての個別性を保っているかぎりでのみ、私の個人としての自己の個別性も保持される。これがヘーゲルの有名な「個別性とは、その人の世界がその人の所有として何であるかのことである」(**die Individualität ist, was ihre Welt als die ihrige ist**)という命題の意味だろう。カプグラ症候群のように対象が人物である場合には、これを「所有」の観点から見るという発想は浮かびにくい。だからこそ、彼女の論じた「所有物の〈すりかわり〉」における所有の観点から、もう一度自らの身辺の——つまり自己の所有である「自己世界」の構成分としての——人物の〈すりかわり〉を眺めてみれば、そこからカプグラ症状に対する新しい理解の開けてくることも期待できるだろう。

次の「内省の構造——病的な〈内省過剰〉について」[4]（一九八三）は、再び純粋な分裂病論文である。私の見解では、この論文はさきの「つつぬけ」の論文とともに、分裂病の精神病理学に対して現象学的立場からなされた最も重要な寄与の一つと思われる。

彼女はこの論文で、従来から言われている分裂病者の「内省過剰」には互いに異なった二種類の内省作用が関与していると言う。その一つは自己を客観的に観察し（述語的に）規定する自己意識として、通常だれもが行う内省——これは本質的に完了時制において遂行されることから、彼女はこれを「事後的内省」と呼ぶ——であって、これが分裂病者においては量的に亢進している。しかしその他に、多くの場合この事後的内省によって覆われていて気付かれ難いけれども、それとは構造的に異質なもう一種類の内省がある、と彼女は言う。これは自己の一々の行為に寄り添うように、その行為との厳密な同時性において遂行される「同時的内省」であって、これは健康者の通常の意識においてはごく短時間しか体験しえないが、分裂病者では「不本意に」持続的な体験として出現している。

この同時的内省は、形の上では「みつめる自分」と「みつめられる自分」が分かれているけれども、この「みつめること」と「みつめられること」が「同じひとつのこととして体験されるような事態」である。行為をしている自分と、それを見つめている自分、この二つの自分のあいだには、まだいかなる形でも主体客体の分離は成立していない。それは行為する主体としての自己と見る主体としての自己との関係であって、いわば「二つの主体の同時的成立」としての自他関係に相似した構造を持っている。

「事後的内省」で観察される自己が「すでに一定のしかたで世界へと現出してしまった自分」だとすると、「同時的内省」において捉えられる自己は「まさに今、世界へと現出しつつある自分」である。このような「世界へと現出しつつある自己」とは、彼女が先の「つつぬけ」論文で語っている表現を用いれば、「ある種の外部」への「最初の外出」の途上にある自己のことである。「事後的内省」がすでに「最初の外出」を完了した自己についてなされるのに対して、「同時的内省」が関わるのは、自己が自他未分の「根源的沈黙」からまさに自己として成立しようとする矢先の、「萌芽的」な自己に対してである。先にも述べたように、この「最初の外出」こそ自己と他者が内面的に共鳴し、交流しうる場所でもある。現象学的精神病理学が、治療者の主体と患者の主体とが互いに触れあう営みを通じてしか成立しえないとするならば、そこではこの「同時的内省」の共有こそが必要であると言ってよい。西田幾多郎に倣って言うならば、治療者の自覚と患者の自覚とが同じ一つの出来事として同時に起こらなくてはならない。彼女が「同時的内省」と自他の相互主体的関係との構造的相似性を語っているのは、この意味から見てもきわめて正しい指摘であった。

事実この論文は、私自身における「自己」の捉えかたに、そして西田の「自覚」の概念に対する私自身の理解に大きなインパクトを与えてくれた。私は私自身の精神病理学の出発点から、西田のいう「自覚」が、言い古された「自己意識」を構成する「反省」とはまったく異なった構造と意味をもつことに気付いていた。私は最初の分裂病論文「精神分裂病症状の背後にあるもの」の中で「自覚的現象学」について語り、最初の著書を『自覚の精神病理』と名づけた。しかし長井のこの論文に触れるまで、私にとってこの「自覚」の語は、理解しているつもりでも実感としていまひとつ明確に焦点を結びにくい、したがって自信をもって言語化しにくい概念だった。自然、私はそれ以来この語をあまり用いなくなっていた。ところが、彼女に触発されて「同時的内省」の概念と西田の「自覚」の概念とのあいだの本質的なつながりが見えてくるようになって以来、私にとって「自覚」の概念は再び非常に重要なものとなり、それ以来私の論文に再び頻繁に登場するようになっている。

「村八分論」[5](一九八三)は、上述の「村八分妄想」に関する論文をさらに展開したものである。精神医学の論文としてはやや異色と言えそうなこのタイトルは、ここで民俗学的・社会学的な村八分研究が立ち入って引用されているという理由だけからではない。彼女がここで言いたかったのは、日本の村落共同体で過去に実際に見られた慣習法としての「村八分」と、現代でも中高年女性に多く見られる(鬱病性罪責体験の一変種としての)「村八分妄想」とのあいだに、なんらかの本質的な類似が認められるということである。言い換えれば、かつて村落共同体に「村八分」という制裁制度を生み出したのと同一の構造原理が、この種の精神病者において「村八分妄想」を生み出している。したがって、歴史的事実としての「村八分」の社会学的構造を分析すれば、精神症状としての「村八分妄想」の精神病理学的理解にも寄与することができる。両者に共通の構造原理として彼女が取り出したのは、役割に密着した生き方であり、規範の絶対化であり、私的生活領域の弱さであった。これらの原理が強く働いている点において、この種の患者の共同体からの疎外感は分裂病者のそれとは異質であり、この妄想は分裂病性の迫害妄想とはまったく別種の構造を持っている。

一九八五年、彼女は東京都精神医学総合研究所に勤務することになって、活動の場を東京に移した。この職場は、研究者としては恵まれているものの、彼女のように臨床の現場で、それも入院患者との腰を据えた付き合いを踏まえて論文を書いてきた精神科医にとっては、必ずしも満足すべきものではなかったらしい。彼女はそれでも週に一回、都内の病院で通院患者の面接を続けていたが、外来では分裂病患者の本格的な診療は困難である。彼女がその頃から境界例患者に強い関心を向け始めた背景には、このような事情もあったと思われる。

「境界例における他者の病理」[6](一九八六)は、こういった状況下で書かれた論文である。この論文がそれまでの彼女の論文とくらべて、より理論的で抽象的だという印象を与えるとするならば、その原因の一端はこの辺りにあるかもしれない。しかし、この論文の理論的考察の部分、ことに「他者の代補的二重性」に関する彼女の考察は、文句なしに第一級のマスターピースである。もともと力動精神医学が切り取ってきた境界例の病態について、おそらく世界で最初に本格的な現象学的考察を試みたのが彼女のこの論文であった。そして分裂病に最初の現象学的考察を試みたビンスヴァンガーが、「世界内存在」を鍵概念とするハイデッガーの現存在分析論から啓発をうける必要があったように、彼女は境界例の精神病理を現象学的に考察するに当たって、直接的現前の不在を説くデリダのポスト構造主義的脱構築の理論を必要とした。

たとえば境界例患者が他者の感覚的現前を欠いた「不在」に際して、通常の表象的再現前によっては耐えることができず、容易に「見捨てられ抑うつ」に陥ることに関して、彼女はこう言う。表象的再現前は、他者の欠如の「埋め合わせ」であるだけではなく、現前の「代理」として、現前が与えられているときでもその「先導的なモデル」として機能し、その結果「現前はつねにすでに再現前を通じてしか体験され」ない。これがデリダのいう「埋め合わせと代理という二重の意味作用を隠しもった」「代補」(supplément)の作用であって、この代補的二重化の作用によって現前的他者は再現前的他者とほとんど重なり合いながら僅かにずれている。他者の現前はつねにすでに再現前とのずれにおいてしか見出すことができない。「母の不在を知らない純粋無垢な子供」における母の十全な現前などという想定は、「不在を知ってしまったおとなから出発して事後的に生み出された抽象的な概念」に過ぎない。境界例患者ではこの代補的二重性が十分に構造化されていないので、現前と再現前とのあいだのずれに乏しく、これがその他者性の病理を生み出している。

ここで見るかぎり、彼女はこの論文に至って明らかに、先の「つつぬけ」論文で提示した「自他未分の根源的沈黙における他者の直接的現前」という仮定を放棄しているように見える。これは彼女が自らの方法論的出発点から——それと同時に、彼女がそれまで学んできた現象学から——脱皮しようとする一つの飛躍の試みだった。そしてこの試みに方法的な示唆を与えてくれたのがデリダの思索だったのである。

最初にも書いたように、彼女は自らの本格的な研究活動を開始する以前からデリダやドゥルーズの「差異の思想」に十分に馴染んでいた。ことにデリダの『声と現象』や『根源の彼方に』は彼女に大きな影響を与えていた。彼女は後に、『声と現象』についての解説(22)(一九八七)も書いている。

しかしこのような飛躍の試みにもかかわらず、彼女は従来の基本的な立場を単に捨て去ったわけではない。彼女はむしろ、「つつぬけ」論文や「内省」論文で確立した自らの立場をあくまで維持しながら、これをデリダ的な言語論、意味論によって補完し、精神病理学における現象学的方法とポスト構造主義的方法の綜合を求める方向を示そうとした。

東京に移ってから最初に書かれた分裂病論である「分裂病者におけるアンダースザインの意識について」(原題「分裂病者における Anderssein の意識について」(7)一九八六)は、この綜合的視点からの論考であって、先にも述べたように、非分裂病者の「村八分妄想」における共同体からの排除とは根本的に異なった分裂病者の疎外感、「自分は普通の人と違う(anders sein)」という意識に焦点を当てている。

彼女によればこの意識は、患者が自分を実際に他者と比較して導き出した判断(彼女が以前用いた概念では「事後的内省」の帰結)ではなく、「個々の他者との出会いに先だってそのつどすでに生じている持続的な意識」(つまり「同時的内省」)の様態である。事後的内省のレヴェルで人と違うのはいわば当然のことである。この当然の「違い」に普通なら備わっているはずの自明性が欠けているということが、むしろこの同時的内省のレヴェルで「人と違う」という意識の特徴となっているのだと彼女は見る。事実、こういった患者は他者の個別性や「誰」性に対して驚くほど中立的あるいは無頓着で、他者との対話においても相手の「気持ち」や「心」よりもその「言葉だけ」しか捉えていない。言い換えれば、それぞれに違った他者に対して、自分も彼らとは違った存在として（一回きりの個別者として）対峙できていない。

個別としての自己と個別としての他者の会話というものは、それぞれが相手の未知性・不可知性と出会いながら、そこでそのつど既知性・可知性としての主体自己を回復する営みである。そのような営みは、つねに相手が「次に言おうとすること」（意味志向）を無意識に先取りすることによってのみ可能となる。それとは違って彼女の患者たちは、相手がすでに語り出した言表内容から、そのつどそれを生み出した相手の意味志向を類推しなくてはならない。この類推が主観的確信に達することは決してない。他者はいつまでたっても未知で不可知の存在にとどまらざるをえない。もう一度「つつぬけ」論文に立ち戻るなら、彼らの会話は第一段の、あるいはすでに第二段の外出まで完了してしまったところでしか営まれない。互いの主体自己が成立する「最初の外出途上」という萌芽的段階での自他の共鳴は、ここではもはや不可能である。

「人と違う」ことを悩んでいる患者が、実は人との違いを生きていない、あるいは人それぞれの一回的な差異を成立させる「最初の外出途上」での自他関係を持ちえていない、というこの洞察から、彼女は（リクールを援用して）パロールと、エクリチュールやレクチュールとの言語論的な差異の方向へと議論を発展させる。語られるディスクールでは「語る主体の志向と言表の意味とはかさなりあう」のに対して、書かれたディスクールでは「テキストの意味は書き手の志向から解放される」。そして分裂病者は、「特定の相手にではなく、だれでもない普遍的他者へ向けて語る傾向を示す」かぎりにおいて、「パロールの〈出来事〉としての会話の実践を、もっぱらエクリチュールとレクチュールの挙措によって」営んでおり、またそのかぎりにおいて、「他者の真の主体性を排除」している。

エクリチュールやレクチュールにおける主体の問題、あるいは「語る主体の志向と言表の意味」の問題に関しては、彼女は後にフロイトの「快感原則の彼岸」における「死の欲動」の概念を取り上げて、「書かれていること」、「読み取られたこと」、「書き手自身の考え」の三者間の差異を論じた興味深い小論[24]（一九八九）を書いている。彼女にとっては、臨床の場における患者のディスクールの理解も、つねにこの差異との対決であった。

「〈悲劇〉の生成としての境界例[9]」（一九八八）は、彼女の二番目の境界例論であるとともに、生前に公刊を見た最後の長編論文でもある。当時から声価は高かったが、改めて読み返してみて、それでもなおその評価がいかに不十分であったかを痛感せざるをえない。彼女は寡作な研究者だった。境界例に関する著作は世に溢れているけれども、この一篇ほど密度の濃い論文は少ないだろう。彼女は寡作な研究者だった。多大の時間と労力を要求する数冊の翻訳を含めて、九年たらずの活動期間にこれだけの著作を残した彼女を、寡作と言うのは逆説に聞こえるかもしれない。それでもやはり、彼女はその力量から見れば寡作だった。この「悲劇」論文も、その気になれば数篇の大論文に書き分けることのできる豊かな内容を備えている。各々のパラグラフが、すべて独立した一個のアフォリズムなのである。この極度に凝縮された論文は、絶対に「斜め読み」を許さない。だからわれわれも、ここに盛り込まれたあまたの論点を丹念に一つひとつ取り出す労をいとうてはならないだろう。

境界例患者と接した精神科医が感じる特有の「しんどさ」には、三つの要因が関与していると彼女は見る。それは（1）ビューラーによってそれぞれ伝達的（呼びかけ的）、表現的、描写的と名付けられた三つの言語機能のうち、前二者が優位に立って「一義的な意味の過剰」を生じていること（この点で境界例は、分裂病におけるエクリチュール優位・描写機能優位の対極をなす）、（2）アンヘドニア、退屈、空虚と呼ばれるような気分に見られる「存在の独特の重苦しさ」、（3）患者自身による「一見わかりやすい——いささか陳腐な印象さえ受けるような——物語の形成」である。この相互に無関係としか思えない三点の共通の根を探ろうとする壮大な試みに、敢えて挑んだのがこの論文である。

いつもの例に違わずこの論文にも、非常に説得力のある症例が、まずその病像ないし外的生活史を中心に記載されている。その主症状は、(1)「生活史の節目ごとに増幅」するまったく無原因、無対象の不安と嫌な気分(アンヘドニア)、(2)あらゆるものに対する恐怖に近い不安、(3)「過去のことが昨日のことのようによみがえる」過剰想起、(4)自己身体像へのこだわりなどである。

次に彼女は、この患者が自ら物語った内的生活史を詳しく紹介する。内的生活史は真の意味の「歴史」として、「対話において初めて成立する」出来事であって、「治療者の共同参与という要因」なしには考えられない(「精神医学的治療は……生活史の意味の改変可能性を前提としている」!)。しかしこの患者の生活史は、物語としての際立った完結性において多くの分裂病者のそれとは異なっており、患者の苦悩が「わかりすぎるほどわかる」という「了解過剰性」を特徴とする。これはある意味では「分裂病者の了解不能性に勝るとも劣らないほど了解不能」である。(境界例患者を治療した経験をもつ精神科医にとって、彼女のこのくだりの叙述がこの上なく強い説得力を持っていると感じるのは、私一人の思い込みだろうか。)

この生活史はいくつかの単純な「筋」の反復として整理することができる。それぞれの「筋」は、「発端」となった「出来事1」、それと関連してほぼそれと同時に起きた「出来事2」、さらにそれに引き続いて生じた「患者の変化」の三項目に分けることができる。「出来事2」は「出来事1」を受けて、「決まって患者にとって不幸な結末」をもたらし、患者の苦悩を深化させるような形で「患者の変化」と結びつけられる。その間に実際は時間的継起性があるだけで因果関係は語られていないのに、聞き手(治療者)はそれを論理的因果性にすりかえて、「知らず知らずのうちにその出来事ゆえに変化が起きたとみなしてしまう」(「物語は聞き手の参与なしには生じない」)。

このような運命の急変を伴った「筋」を、アリストテレスの『詩学』は「複合的な物語（ミュートス）」と呼ぶ。それは「始めと真中と終わりをもったひとつの全体」だが、この三者の順序は時計時間的順序ではなく、「本来の順序」すなわち「論理的因果性あるいは蓋然性の関係」を指す。悲劇の条件として不可欠なのは、そのような論理的必然性もしくは蓋然性の帰結として生じた主人公の運命の（幸福から不幸への）「逆転（ペリペテイア）」と「苦難（パトス）」である。彼女は、「境界例患者の生活史を聞いて受ける〈了解過剰性〉の一因は、それが治療者との間で〈悲劇〉として成立するという点に求められる」のではないかと考える。

そこで次に、このような「悲劇的」な反復構造が患者の「実際の」体験のある特定の形式に基づくものかどうかが検証される。彼女は「語られた歴史から語られる以前の歴史へと眼を向ける」。この問いが前提としている「〈原体験〉とそれについての〈物語〉との分離可能性」は、彼女にとって——その妥当性は慎重に保留されながらも——さしあたっての出発点となっている（ここでも彼女は、ポストモダン言語論の洗礼を受けた現象学者として振舞っている）。

彼女が考察の手掛かりとするのは、治療中に進行していた患者の恋愛体験である。患者によって「語られた恋愛」では、患者は（1）「自分が相手に愛情を注ぐ」が（2）「相手からの一方的な拒絶」にあって（3）「理不尽な不幸」におちいり、それまでポジティヴだった恋人のイメージが一変してネガティヴになった、という筋になっている。しかし実際は、（1）の時期で患者は相手を「好きか嫌いかよくわからない」という気持ちで積極的態度に出なかったのが、（2）の時期で相手が患者をあきらめて別の女性と交際を始めたことから相手のネガティヴ・イメージが急に明確になり、それと同時に最初ははっきりしなかった相手のポジティヴ・イメージが「事後的に」構成されることになった。だから、よく言われる自己イメージと対象イメージの「グッドな側面とバッドな側面とのスプリッティング」は、あくまですでに語られた物語についてしか妥当せず、その成立過程においては——つまり「つつぬけ」論文に言われた「最初の外出途上」では——「決して同一次元の対称的な二極化ではない」。このようにして、患者によって語られた「完結した悲劇」における「発端（幸福）」から「出来事」を経て「結末（不幸への逆転）」へという構造は、「患者における悲劇の成立過程では順序が逆」になっていて、「結末」がまず与えられ、事後的に初めて「発端」が形成されるのである。

こうして患者は自分からの能動的な行為を、相手から被った受動的事態として物語る。ここに「他者から自分へと向けられた意図」という「意味」が発生し、それによって日常性から切り離された「歴史のドラマ」が形成される。患者における言語の「呼びかけ的機能の優位」もこれと関係がある。患者は自分の現にある状態を、「他者から由来するもの」として感じてしまうのである。

境界例患者にとって「他者は自らの由来の鍵をにぎる者」である。由来を知る者と知られた者という「絶対的に不平等の関係」の原型は親子関係である。オイディプス王の悲劇の本質も、互いに由来を知らない者同士の「平等性」と親子関係の「不平等性」との両立不能性にある。境界例患者の「悲劇」生成の起源は、彼らの他者関係の親子関係的不平等性に求められる。この自己自身の「由来のなさ」は、境界例特有の不安や退屈という情動や気分が対象と由来を持たないことにも対応するし、彼らが「無意味な対象なき現在」に閉じ込められている「時間の欠如」にも対応している。

こうして境界例患者の悲劇は、「時間と空間の形式の外部にあるもの、〈個体化の原理〉の外部にあるものとしてのディオニュソス的なもの」と、他者から与えられるより他はない「アポロ的」な個体化の原理との結合として、「ニーチェ的な悲劇」となる。というのも、彼らにとって他者は、それが「現前を欠きつつあるとき始めて、真の意味での〈他者〉として登場する」のであって、「時はいつも遅きに失する」のであるから。悲劇の始まりに先立つ「怒り」は、「この失った時に対する苛立ちであるのかもしれない」。

「由来」に関する不平等性からの悲劇の生成という着想を得たときには、「それまでの疑問が一気に氷解するかのような錯覚にとらわれたが、実際に論じてみると、なかなか事の本質に辿りつけない感がある」と、彼女は論文の最後に書いている。しかしこの着想の独創性とプレグナンシーは、刮目に価すると言うべきだろう。境界例の病理の中心は、その発生においても、発現様態においても、結局は「親子(特に母子)関係の病理」にあるように思われる。自己の由来に関する母子の不平等という、このかつて論じられたことのない主題は、今後の境界例論において重要な論点の一つになるに違いない。

「分裂病者の自己意識における〈分裂病性〉」(10)(一九九〇)は、生前に執筆され、没後に公刊されることになった遺稿である。一九八九年の春、彼女は豊橋市民病院の精神科副部長に就任し、再び臨床活動を開始した。しかしそれから間もない夏前頃から四肢末端の麻痺を来たすギラン・バレ症候群に罹り、書字も歩行も困難な状態に陥った。彼女はそれでもなお、九月に最終的に入院するまで毎日の診療を続けていたが、体力の消耗は激しいものだったらしい。そんな状態の中で、彼女は私が編集者の一人になっている分裂病のハンドブックのために、この論文のほか、ブランケンブルクの寄稿論文の翻訳(19)まで引き受けてくれた。この論文はそんな悪条件のもとで書かれたものである。ハンドブックの一章という制約のため、この論文は以前すでにどこかに発表した内容の簡潔な要約を中心にして構成されている。しかしここにも、分裂病の精神病理学にとって全く斬新な着想を一つ見出すことができる。それは、彼女がすでに以前提示した「同時的内省」や「人と違うという意識」に見られるような「非対象的・非措定的な自己への関与の亢進」を考察するために、デカルトのコギト概念の再検討を試みている点である。

デカルトが「コギト・エルゴ・スム」の確信に達したのは、有名な「懐疑の実験」の中で「私」という対象を観察することによってではなく、そこに「きわめて狡猾な欺き手」を仮定し、「彼が私を欺くのなら、疑いもなく、やはり私は存在する」という確信を得ることによってであった。ここでは「疑うという行為の内部で同時に疑われるという視点が生じている」。これは単なる能動でも受動でもない。そもそもデカルトのいうコギトとは、「単なる能動的な〈私は思う〉ではなく、私のさまざまな（能動的あるいは受動的様態の）行為――感覚すること、思惟すること、想像することなどなど――に伴う〈…と思われる、と見える〉ことを意味している」。この「私には『私が…する』と思われる」の二重構造において、『…』内の「私」にはいささかの明証性もなく、「私には『…』と思われる」ことだけが唯一確実であることをデカルトは見出した。『…』内の事態では、主客関係は明確である。しかし能動態や受動態における主語の「私」の主体性と、中動態における「私には」の「私」の主体性とは全く違う。われわれは通常、「私にはそう思われる」などと一々考えない。それは「私には」の明証性がそのつどすでに成立ずみだからである。日常の主客関係の明証性は、実はこの「私には…と思われる」に関する高次の明証性によって基礎づけられている。分裂病者ではこの基礎的な明証性が十分に成立せず、したがって患者はつねにここまで立ち戻って非対象的な自己関与を遂行しなければならない。

補論として掲載した二篇の論文のうち、最初の「精神病理学に明日はあるか――八〇年代の日本とドイツ」[8]（一九八七）は、東京在住中に宇野昌人と共著で発表されたものである。しかしその主要部分のほとんどが彼女自身の文章であることは間違いない。

これは彼女の唯一の展望論文である。彼女のように個性的な研究者は、えてして他人の研究を総括的に紹介する展望論文を書きたがらない。しかし、真の意味で個性的であろうとするならば、自分を取り巻く多くの研究者の仕事の真只中に自分を位置づけて、いわば研究者としての自己を間主観的に構成する作業を怠ってはならない、と私自身は思っているし、彼女にも常々そのことを話していた。自己の主体性が主体他者との間主観的な出会いを通じてのみ構成されるというのは、日常的生活世界だけのことではないのである。彼女がこういった展望論文を書いたということは、その点で彼女自身にとって非常に意味のあることだったし、われわれにとっても、彼女の研究者としての自己規定を知るうえでのこの上ない手掛かりを与えてくれた。彼女がこの論文で試みているのは、彼女を育てた現象学的精神病理学と現在の彼女自身との距離を見定めようとすることだったと言ってよい。

最後に掲載した「分裂病者における具象化傾向について」[11]は、没後に彼女のワープロの中から発見された未完成の論文で、これが文字通り彼女の絶筆となった。一九八七年に日光で開催された精神病理懇話会で、彼女は「いわゆるKonkretismus（具象化傾向）をめぐって——分裂病者の言語との関わりの一側面」[33]と題する発表を行なったが、これをもとにして執筆しようとしていたのがこの論文である。展望論文を書いた経験がそうさせたのであろうか、この論文では珍しく詳細な、しかもこれまで彼女にとって疎遠だった認知障害理論関係の文献の紹介が試みられている。考察の中でもウェルナーのシンボル理論が立ち入って取り上げられているが、何分にもまだ全く推敲の行われていない研究ノートのような原稿なので、これが最終的にどんな形で彼女自身の考えに取り込まれることになったのか、今となってはもはや読者の推測に任せるほかはない。

論文の冒頭で、彼女は分裂病者の言語表出の障害を、外国語を用いて外国人と話すときに感ずる「一種の離人感」になぞらえている。彼女は外国語の達人だった。このことは、英独仏三カ国語にわたる翻訳からも窺い知ることができるけれども、なによりも先ず特筆しなくてはならないのは、特にドイツ語とフランス語における彼女の会話力である。これは彼女が日本語ではむしろ寡黙で話下手な人であったのを考えると、不思議なことのようにすら思われる。あるいはこの「一種の離人感」が、かえって彼女の口を軽くさせたのかもしれない。このことは、最初にも述べた「彼女自身の共同体への帰属感のある種の稀薄さ」と深い関係を持つことだろうし、ひいては彼女自身の或る意味での「分裂病親和性」とも関係のあることなのだろう。

それだけに彼女がここで、外国語体験における違和感は「すでに表出された言語」の次元にあるのではなく、それと同様に明白な言語表出の異常を示さない分裂病者の言語についても、「すでに語り出された言語、すでに聴取し終えた言語ではなく、むしろ言語との前対象的な関わりのうちにこそ一次的な分裂病性変化がある」と述べているのは、非常に説得力がある。(ここでも再び、彼女の出発点となった「最初の外出途上」の着想が顔を見せている。)「このようなロゴスならざる言語、非言語としての言語の変化」を捉えるためには、これと「対象化された言語、ロゴスとしての言語」との関係を問う必要がある、と彼女は言う。

考察の着手点として彼女が取り上げたのは、「ある語が文脈から切り離されて意識の焦点に据えられることにより意味の消失をきたしやすい」という、いわゆる「意味飽和」の現象である。おそらく誰にでも経験のあるこの現象は、離人症のモデルとしてもよく取り上げられるものだが、彼女はこれをウェルナーのいう「内的・力動的関係」の脱落によるものと考える。草稿の段階ではまだ表明的に文章化されていないものの、彼女がこの「内的・力動的関係の脱落」による全体的文脈からの遊離を、最終的に分裂病性の具象化傾向の根底に見ようとしていたのは確かである。だからこそ彼女は、これを「たとえ形式的には整った言語表現をしても、母国語を用いた場合とはどこか感じが違う」外国語体験における「一種の離人感」と類比させているのだろう。彼女にとってこれらはすべて、「すでに表出ずみの言語」以前の、したがって狭義の言語論や記号論以前の出来事であった。しかしこの「非ロゴス」を、あくまでも「ロゴス」と関係づけて言語論的、記号論的に考察しようという姿勢を、彼女は最後まで持ち続けていたのである。

長井真理という人は、彼女の研究活動から想像されるような知性のみの女性ではなかった。彼女はむしろ、感性の人、情熱の人だった。彼女がすぐれたフラメンコの踊り手であったことを知る人は少ない。しかし彼女の舞台を見たことのある人なら、フラメンコが技術で踊るものではなくて「こころ」で踊るものであることの、生きた実例をそこに見出したことだろう。このフラメンコの「こころ」のことを、スペイン語で「ドゥエンデ」という。この「ドゥエンデ」についても彼女の短い文章[21]が残されている。

彼女の死因は膵臓癌だった。入院の原因になったギラン・バレ症候群は、或いはすでに発生していた癌による免疫機構の失調からきたものだったのかもしれない。しかし、激しい背部痛からもはや手術不能の癌が発見されたのは、入院して二カ月半もたった一九八九年十一月下旬のことだった。彼女には急性膵炎だと告げられた。痛みと闘いながら、彼女は病室にワープロを持ち込んでブランケンブルクの翻訳[19]を完成し、その後、難文で知られるヤンツァーリックの『精神医学の構造力動的基盤』の翻訳に取りかかっていた。さらに、生前彼女が欠かさず出席していた私たちの読書会で現在もなお読み続けている、フロイトの「科学的心理学草稿」の難解なテキストの予習も続けていた。私自身も、ギラン・バレと急性膵炎ならそのうち治って、読書会にもすぐ出てくるだろうと思って安心しきっていた。

十二月も押し詰まってから、予想もしない事実を知らされた私は、その上彼女への死の告知まで引き受けることになった。そのとき彼女は「癌か…冴えないいな」とつぶやいた。そして自分が死ぬことについては、「離人症みたいで全然実感が出ない」と言っていた。一月十三日に、もうそろそろ死に直面した気持ちをじっくり聞いてみたいと思って名古屋の病院へ出かけてみると、彼女はその朝から危篤に陥っていた。この稀にしか出ない——事実、今のところ世界でも最初で最後の——女性の現象学的精神病理学者の臨終に立ち会うことになったのが、私にとって一生忘れられない思い出になってしまった。

葬儀には、彼女自身の希望で、フラメンコ姿の写真が飾られた。

長井真理の著作

一　研究論文

1　中年および退行期女性の「村八分」妄想についての人間学的・役割理論的考察〔英語要約付〕。精神医学、二三巻、四六五―四七二頁（一九八一）。

2　「つつぬけ体験」について〔フランス語要約付〕。『臨床精神病理』二巻、一五七―一七二頁（一九八一）。

3　物の「すりかわり」体験について〔ドイツ語要約付〕。『臨床精神病理』四巻、一〇九―一二四頁（一九八三）。

4　内省の構造―病的な「内省過剰」について。村上靖彦編『分裂病の精神病理12』東京大学出版会、一八九―二一一頁（一九八三）。

5　村八分論。岩波講座『精神の科学』八巻、三五八―三七七頁（一九八三）。

6　境界例における他者の病理〔ドイツ語要約付〕。『臨床精神医学』七巻、一七一一―一八〇頁（一九八六）。

7　分裂病者における Anderssein の意識について。高橋俊彦編『分裂病の精神病理15』東京大学出版会、二八五―三〇四頁（一九八六）。

8　精神病理学に明日はあるか―八〇年代の日本とドイツ。『臨床精神医学』一六巻、四〇九―四一六頁（一九八七、宇野昌人と共著）。

9　「悲劇」の生成としての境界例。村上靖彦編『境界例の精神病理』弘文堂、一七―四四頁（一九八八）。

10　分裂病者の自己意識における「分裂病性」。木村敏・松下正明・岸本英爾編『精神分裂病――基礎と臨床』朝倉書店（一九九〇）。

11　分裂病者における具象化傾向について（未完絶筆）。

二　翻　訳

12　H・F・エレンベルガー『無意識の発見――力動精神医学発達史』上下（木村敏・中井久夫監訳）弘文堂（一九八〇）。

Henri F. Ellenberger : *The Discovery of the Unconscisous. The History and Evolution of Dynamic Psychiatry.* Basic Books Inc., New York 1970.

13　木村敏編・監訳『分裂病の人間学――ドイツ精神病理学アンソロジー』医学書院（一九八一、鈴木茂・小山内実・岡本進と共訳）。

14　H・テレンバッハ編『精神医学治療批判――古代健康訓から現代医療まで』創造出版（一九八五、木村敏・高橋潔と共訳）。

Hubertus Tellenbach（Hrsg.）: *Psychiatrische Therapie heute――Antike Diaita und moderne Therapeutik.* Ein Symposion in Salzburg 1979. Enke, Stuttgart 1982.

15　W・ブランケンブルク「〈自己性〉の現象学と精神病理学のために」日独シンポジウム『自己――精神医学と哲学の観点から』河合文化教育研究所（一九八六）。

W. Blankenburg : Zur Phänomenologie und Psychopathologie der "Selbstheit".

16　A・クラウス「躁うつ病者の役割力動」『臨床精神病理』八巻、七―二二頁（一九八七）。

Alfred Kraus : Rollendynamak Manisch-Depressiver und therapeutische Folgerungen.

17　L・シェルトーク、R・ド・ソシュール『精神分析学の誕生――メスメルからフロイトへ』岩波書店（一九八七）。

Léon Chertok et Raymond de Saussure : *Naissance du Psychanalyst de Mesmer à Freud.* Editions Payot, Paris 1973.

18　A・グッゲンビュール―クレイグ『魂の荒野』創元社（一九八九）。

Adolf Guggenbühl-Craig : *Seelenwüsten. Betrachtungen über Eros und Psychopathie.* Schweizer Spiegel Verlag, Zürich 1980.

19　W・ブランケンブルク「分裂病者の〈世界内存在〉へ向けて」木村敏・松下正明・岸本英爾編『精神分裂病――基礎と臨床』朝倉書店（一九九〇）。

Wolfgang Blankenburg : Zum "In-der-Welt-sein" Schizophrener.

20　S・フロイト「無意識」（未発表）。

Sigmund Freud : *Das Unbewußte*（1915）. Studienausgabe III, Fischer, Frankfurt 1975.

三　小論文

21　ドゥエンデとプレコックスゲフュール。『へるめす』八号、一八三―一八四頁（一九八六）。
22　デリダ『声と現象』（ことばのブックガイド二）『言語』六巻、三〇―三二頁（一九八七）。
23　いわゆるKonkretismusについて――分裂病および境界例の場合。『精神研ニュース』一三〇号、一―二頁（一九八七）。
24　「快感原則の彼岸」に寄せて――フロイトの書き方と読み方。北山修・妙木裕之編『言葉と精神療法』、現代のエスプリ二六四巻、三八―四六頁（一九八九）。
25　Konkretismus（具象化傾向）『臨床精神医学』一八巻、七一五―七一六頁（一九八九）。

四　学会発表

26　共同体からの疎外を主題とする被害妄想を呈した症例。第一〇二回東海精神神経学会（一九七九）――『精神神経学雑誌』八二巻、三一八頁（一九八〇）。
27　中年および退行期女性の「村八分」妄想。精神病理懇話会・富山Ⅲ、抄録集二五頁（一九八〇）。
28　「つつぬけ」体験について。精神病理懇話会・宝塚・81、抄録集二五頁（一九八一）。
29　物体の「すりかわり」体験について。精神病理懇話会・宝塚・82、抄録集一六―一七頁（一九八二）。
30　境界例における他者――分裂病との対比を通じて。精神病理懇話会・信州小諸・85、抄録集六七―六八頁（一九八五）。
31　中高年うつ病における妄想の一類型。第一〇回精神研公開講座（一九八六）。
32　Anderssein の意識をめぐる現象学的・語用論的考察――分裂病における他性の問題への一寄与。精神研セミナー（一九八七）。
33　いわゆるKonkretismus（具象化傾向）をめぐって――分裂病者の言語との関わりの一側面。精神病理懇話会・日光・87、抄録集八九―九〇頁（一九八七）。
34　他者把握の二様態――分裂病と境界例の対比を通じて。第一一回現象学解釈学研究会（一九八八）。
35　境界例における認知と言語。「境界例の精神病理」ワークショップ（一九八八）。

36　分裂病者の「無為」について。第一二回日本精神病理学会、抄録集七八―七九頁〔一九八九〕。

〔追記〕本書の出版に際して、共著論文の収録をお許し下さった宇野昌人氏、初出論文の転載を許可して頂いた医学書院、星和書店、東京大学出版会、国際医学書出版、弘文堂の各出版社、そして特に本稿執筆時にまだ出版されていなかった書物からの収載に快く応じて頂いた朝倉書店に心から御礼を申し上げたい。また、本書の出版は岩波書店の高村幸治氏の絶大な御努力によるものである。深く感謝の意を表したいと思う。

〔一九九〇年五月記〕

■岩波オンデマンドブックス■

内省の構造――精神病理学的考察

1991年1月11日　第1刷発行
2000年11月8日　第3刷発行
2014年9月10日　オンデマンド版発行

著　者　長井真理《ながいまり》

発行者　岡本　厚

発行所　株式会社　岩波書店
〒101-8002　東京都千代田区一ツ橋2-5-5
電話案内　03-5210-4000
http://www.iwanami.co.jp/

印刷／製本・法令印刷

ISBN 978-4-00-730136-0　　Printed in Japan